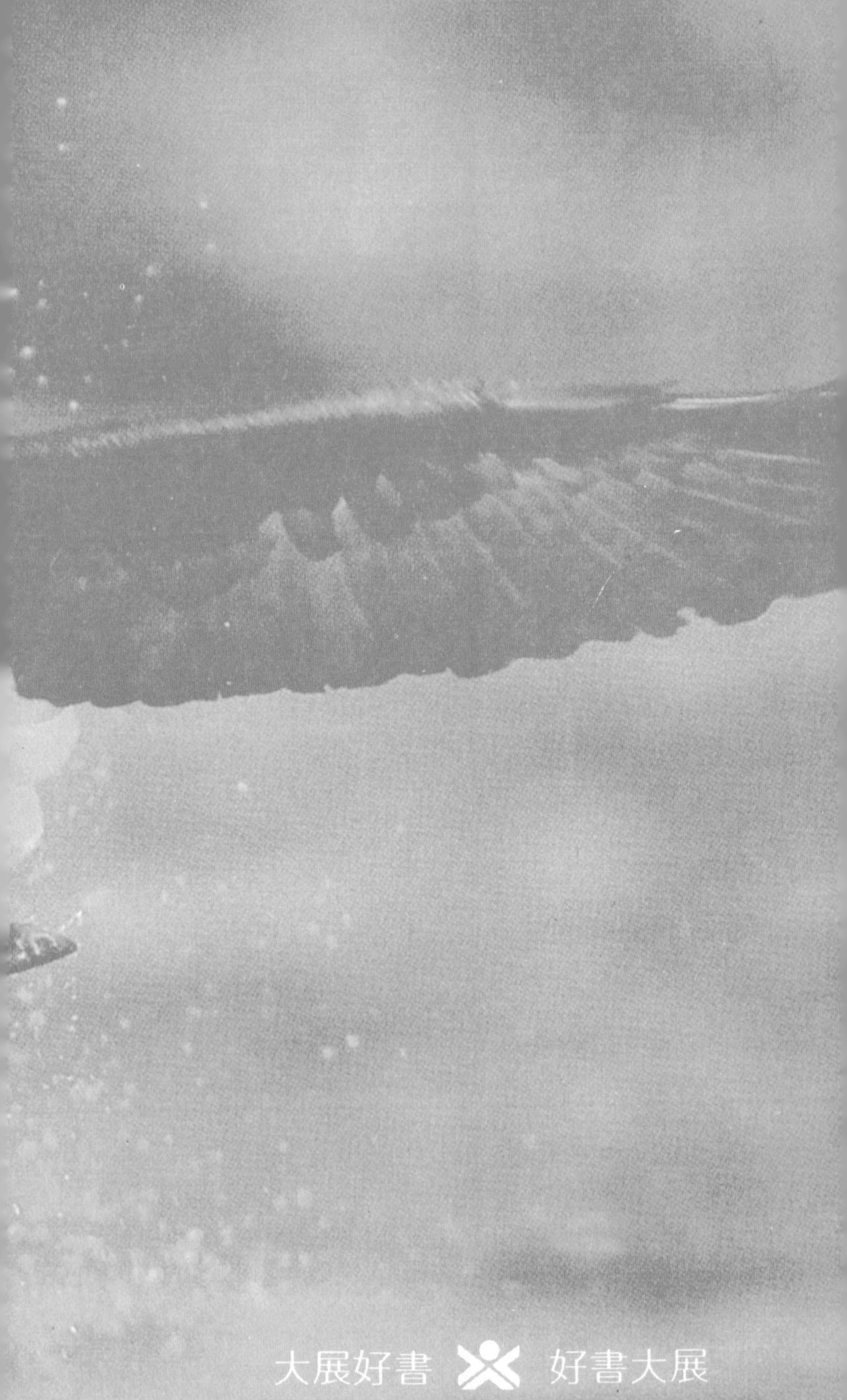
大展好書 好書大展

大展好書 好書大展

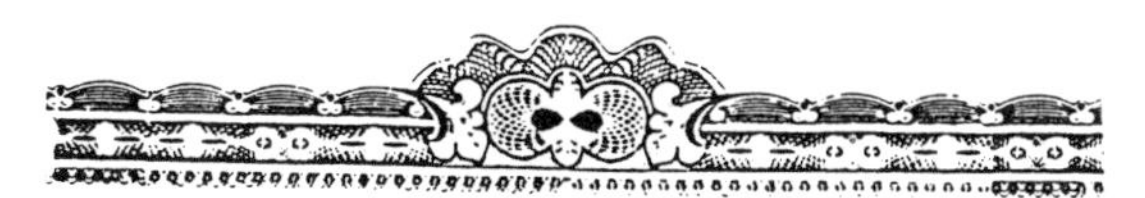

腰痛平衡療法

荒井政信／著
陳蒼杰／譯

71
健康天地

前言

人體的構造是十分均勻平衡的。

通過身體中心和脊椎的重心線，剛好通過活動較大的脊椎骨和支撐脊椎骨安定的一線上，使得身體的支撐及活動維持得非常平衡。

可是如上精細的結構，只要有些微的差距就會喪失平衡。

同時，人體和機器的不同處，在於有「心」的存在，這是非常重要的。

但有時也因為如此而產生反效果，「心」如果遭受到壓力，這種壓力便會傷害身體。

由於自律神經的功能會使包圍身體的皮膚硬化，而阻礙了肌肉的正常活動。

「平衡療法」是能消除皮膚的僵硬，並經由身體的平衡操作來完成的調整方法。

人在遭受壓力時必會扭歪身體。

由於孩子的表現動作較大，可由其身上清楚地看出這個現象。遭到父母斥責或自己的要求不能如願達成的小孩，常會歪斜著頭，最後連身體都會開始晃動。

這就是身體藉著扭轉或活動來消除壓力的自然要求。

我們可經由平衡診斷，測示自己本身的扭歪程度，然後探索出能保持平衡的方向，再檢查診斷方法是否正確無誤，而確認是否保持平衡。

確認之後，就靠著這種平衡的方法使身體根本地回復平衡，而這種檢查方法和療法，就總稱為「平衡療法」。

日本的現代社會是充滿壓力的，而現代人的體質被認為剛好像攻防戰盛行時的戰國時代人的體質。

戰國時代盛行的治療法並非是控制症狀的，而是以補強生病身體的「補法」為主流。

現代人也可用這種療法。

身體因為壓力感到緊張、弛緩，而造成平衡的喪失，最後便導致疾病或傷害的情形，在現代人身上隨時可見。

也有人諷刺地說全國一半的人民是病人。我們身為自誇有最先端醫療設備的現代國家，病人卻如此的多。這是由於現代人太過脫離自然，過度依賴機械，以致感覺變得遲鈍的結果。

目前，人們可藉著MRI等驚人的身體檢查技術，以影像表現出身體的任何部位，來觀察身體的狀況。可是，人類原本就具有眼睛所看不到的探索能力及敏感性。每個人都擁有可避開身體的異常或對身體有害物質之天線。藉著使自己更朝著正面方向探索的平衡診斷法，可讓感覺更敏銳。同時也要經常實際進行可調整身體平衡的平衡療法。

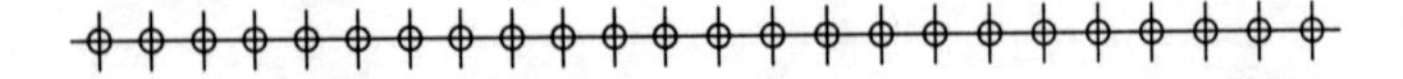

在第四章中將説明一個人可完成的平衡療法。請參照身體的平衡療法修正自己身體的平衡。

荒井政信

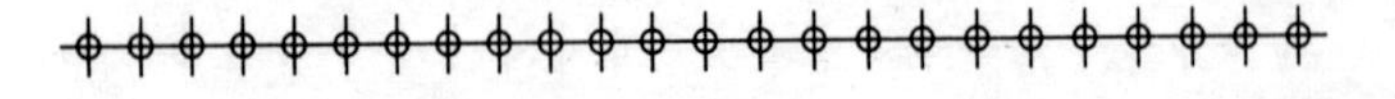

目錄

第二章　平衡的調整為健康的重點

第三章　平衡療法的結構

第四章　能夠自己做的平衡療法

第五章　今天馬上就可以恢復工作的自我療法

第一章

解救很多人的平衡療法實績

在正式表演當天，頸部卻不能動的舞者，接受療法後當場就恢復了

●頸部的症狀在初春易發生

像平日一樣的早晨，開始準備上班。

伸出手想拿襯衫的一瞬間，突然從頸部連接到背部，傳來一陣疼痛。想轉回頭，可是卻轉不動，頸部完全動不了，好像完全僵硬了一般。

也不是「落枕」所引起的，早上起床時並沒有任何症狀。

不尋常的疼痛越來越激烈，越來越無法支撐頭部，想要穿上襯衫，可是手一舉起就會疼痛。不安的感覺在心中起伏。

是不是嚴重的疾病前兆呢？可是今天和客戶有約會，又不能請假。

真糟糕——。

這是常發生在一般上班族身上的，上班前的臨時事件。突然發生的頸部疼痛，真令人吃不消。

這樣的事件占壓倒性地大多發生在初春，可說治療院所的新年度是以頸部無法活動的患者的哭訴聲為開始的。

當然，任何時間都可能會發生這樣的意外，但以一整年的情況而言，二～五月之間會急速增加的便是訴求頸和背部疼痛的患者。

為何有關頸部的急性症狀都發生在春初呢？因為這個時期是季節轉變的時間，也是公司的決算期及新年度的開始，也可說是一年的生活周期的轉換期。

由於在決算期公司和家庭都會感受到壓力，如頸部不能動一般，因此人的頸部也不能動。這雖然只是個玩笑，但並非完全不實在，因為心情的緊張也會導致肌肉的緊張。

現在我們來觀察環境和我們身體的關係。

請試著想像冬天的情景。各位腦中可能會浮現在北風吹襲下，高豎起大衣領子，縮起頸部，快步走著的人們之姿態，在此情形下，人體會呈現何種狀態呢？

頸子縮著，表示頸部和肩膀持續著緊張的狀態。由於寒冷也會使肌肉僵硬，然而在其上覆蓋著厚重的大衣。

不僅如此，頸部之上還承載著很重的頭，肩膀上還承受著兩隻手臂的重量。因此重力都負荷在頸部和肩膀，而造成相當大的負擔。由於如此，頸部的靈性便遭到限制，尤其在春初這種情形最嚴重。

如果剛好在這個時候，無意間轉回頭或扭轉身體、伸出手，在不靈活的狀態下牽強地活動身體，結果便會造成伴隨著發炎症狀的疼痛。

此外，由於暖房的室溫和室外的溫度相差相當大，在這兩種環境下進出，身體就會遭到更強烈的壓力，這也是原因之一。

另外還有一個原因就是春天的開放感，因為天氣變得暖和，精神就會鬆懈下來，身體也會從冬天的緊張中鬆弛起來。結果以鬆弛的身體去做牽強的活動，肌肉當然無法承受，也就造成了肌肉的傷害。

我們通常都會照著自己的意志去支配身體，可是卻在不知不覺被周圍環境所影響，然而身體為了對應環境的變化，會拼命地想恢復平衡。

了解此種絕妙的狀況，也就是能調整身體平衡的「平衡療法」的第一步驟。

●被其他治療院放棄治療的舞者——頸部扭傷

在一九八八年的春天，有一舞者吉澤啓子小姐打電話給我：

「現在能不能替我診療？」

聽她的口氣好像很沮喪，然而又像要探索我的反應一般，我心想情況可能很嚴重。

問她的症狀如何，才知道當天她在攝影棚跳舞之後，頸部忽然越來越痛，不久之後就完全不能動彈，想回頭，頸部到背部中央都會激烈疼痛。

「今晚我必須參加演出，可是在這種情況下，根本無法跳舞，希望能幫我治療好，讓我順利地參加表演。」

突然發生的疼痛，任何人都會感到很痛苦，可是對於要用自己身體去表演的演藝人員來說，根本無法正常工作，因此她的煩惱會比其他人更甚，尤其吉澤小姐必須在數小時後參加演出，更是讓她束手無策。

事實上，她在頸部無法動彈之後，就馬上離開攝影棚到某家治療院去接受診療，可是那個治療師對她說：

「如果在這種狀態下，妳還要牽強地活動，就不能保證將來能痊癒。如果妳堅持要參加演出，我只好拒絕替妳治療。」

於是她非常生氣地離開了那家治療院。後來又經由朋友的介紹，便打電話給我。

「因為我必須參加表演，所以才會要求那個治療師替我治療好！」

她因為剛被拒絕治療，因此顯得非常失望，而我也能理解她最初從電話中傳來的口氣，似乎充滿懷疑的原因。

原來她是某一家舞蹈社的首席舞者。不管如何，表演會都不能因她而停擺。可是面臨重大的任務，身體卻突然發生異常。不僅演藝人員如此，在我們身上也容易發生這樣的問題。

我自己也曾有過這樣的經驗，頸部的疼痛令人格外地難以忍受。一個人的基本行動，都是以頸子支撐起頭部來決定方向，上半身才能轉動，下半身也能加以撐住。因此一旦這部位（頸子）因激烈的疼痛而受到阻礙，問題當然很嚴重了。

我回答吉澤小姐：

「妳如果能夠停止工作當然最好，可是如果今天一定要表演的話，協助妳順利地演出便是我的職責，我可以馬上為妳診療，請趕快過來。」

不到一小時的光景，她就來到了我的治療院。

●只是幾分鐘的治療，頸子就能轉動了

來到治療院的吉澤小姐，頭部似乎難以支撐的樣子，頸子傾斜於右側，以疼痛難當的姿態坐在候診室的沙發椅上。

等到叫她名字時，她的頭也無法轉過來，只是好像深怕身子會解體一般，踏著小心翼翼的步伐，慢慢地走進治療室，也難怪前一位治療師會拒絕替她治療。

她的頸子完全不能轉動，據說從頸部右側到右肩甲骨的內側有強烈的疼痛。

經過檢查之後，才發覺其頸背和背部有嚴重的側彎。所謂側彎就是背部脊椎骨的歪扭。這種側彎是因為頸子過度疼痛，生理上所產生的彌補作用而造成的歪扭。也就是為了緩和疼痛，身體的自然歪扭。因此一旦頸部的疼痛和心理上的不安感消失後，應該會恢復正常。

接著又進行肌力診斷，發現肌肉有發炎的反應，因此，便先用冰塊直接冷敷患部十五分鐘。

控制發炎的症狀後，接著檢查頸部的可動性，結果發現：向右完全不能扭轉，向左可稍微轉動。

由於如此，便對支撐身體重心的二個重點進行平衡療法。以吉澤小姐的情形而言，是第七頸椎及第一胸椎的重點（頸的根部）和第三骶骨及第四骶骨的重點（臀部上方）為診療的部位。

首先診療頸的根部之重點。

我先輕輕矯正吉澤小姐的皮膚歪扭處，同時也引導她的動作。

「先吸氣，再一面吐氣，一面儘量向左轉。」

她的臉稍稍地向左轉了一點。

「氣吐盡之後，以朝向左的姿態再一次吸氣，將肩膀的力量一口氣放鬆，再開始吸氣。」

她的肩膀放鬆了。

「再以這種姿勢儘量放鬆看看。」

數秒之後，她的頸部又恢復了正常。

接下來就是骶椎的治療。方法和前面一樣，只是這次是配合呼吸扭轉上半身。

這二個療法加起來，才不過二、三分鐘而已。吉澤小姐覺得很訝異。

「先生，只是這樣就結束了嗎？可以給我更強烈的治療嗎？痛我可以忍耐。」

聽了她的話，我忍不住苦笑了起來。

「不用了，請向右轉動看看！」

「咦？真令人難以相信！」

幾分鐘前還不能向右轉的頸部，現在卻能輕而易舉地轉動。

我對著不知不覺地露出微笑的她建議，表演的休息時間和結束表演之後，都要用冰塊冰敷患部；然後送她走出治療院。

聽說那天晚上她順利地完成了表演。

●各種壓力都可能成為症狀的誘因

究竟吉澤小姐頸部疼痛的原因是什麼呢？現在我們來加以探索一下。

聽說，當時吉澤小姐所學的舞蹈是將頸子如鐘擺一般地激烈搖動，如果單純地考慮，會覺得似乎是這種動作造成了頸子的疼痛，可是並非所有跳同樣舞蹈的人都訴說頸部疼痛，而只有她一人被疼痛所襲擊。

當我們探求症狀發生的原因時，容易把重點鎖定在一個原因上，但事實上，原因可能不只一項，而是引發症狀的各種要素，複雜地結合在一起，儘量把誘因全部引導出來，就能對症狀的產生明確的理解了。

就如我在此章開始所說明過的，過了一個冬季之後，身體多少會感受到壓力。以吉澤小姐的情況而言，除了眼前的表演之外，還有大型的公演迫在眉睫，在這個緊湊的工作進度裡，肉體上的疲勞已達到了最高峰。

她說，這一、二週來，時常感覺肩膀酸痛，又加上人際關係的糾紛，精神上也陷入了低潮。她練習舞蹈動作的那天，肌肉力量可能相當低落。

無論用什麼方法來提昇肌肉的力量，只要感受到壓力時，全身的肌力便會降低。心中有煩惱時也容易發生事故。因此，她頸部疼痛的原因之一，便是肌力降低所造成的。

此外，從她的談話中，我發現了另一項很有趣的誘因。原來在舞蹈社中，假使練習時間為一小時，其中的半小時便要伸展體操，而且所有的人都要一起作伸展體操。

也就是說，伸展體操並不是配合個人的身體平衡狀況來進行的，因此便容易產生勉強去

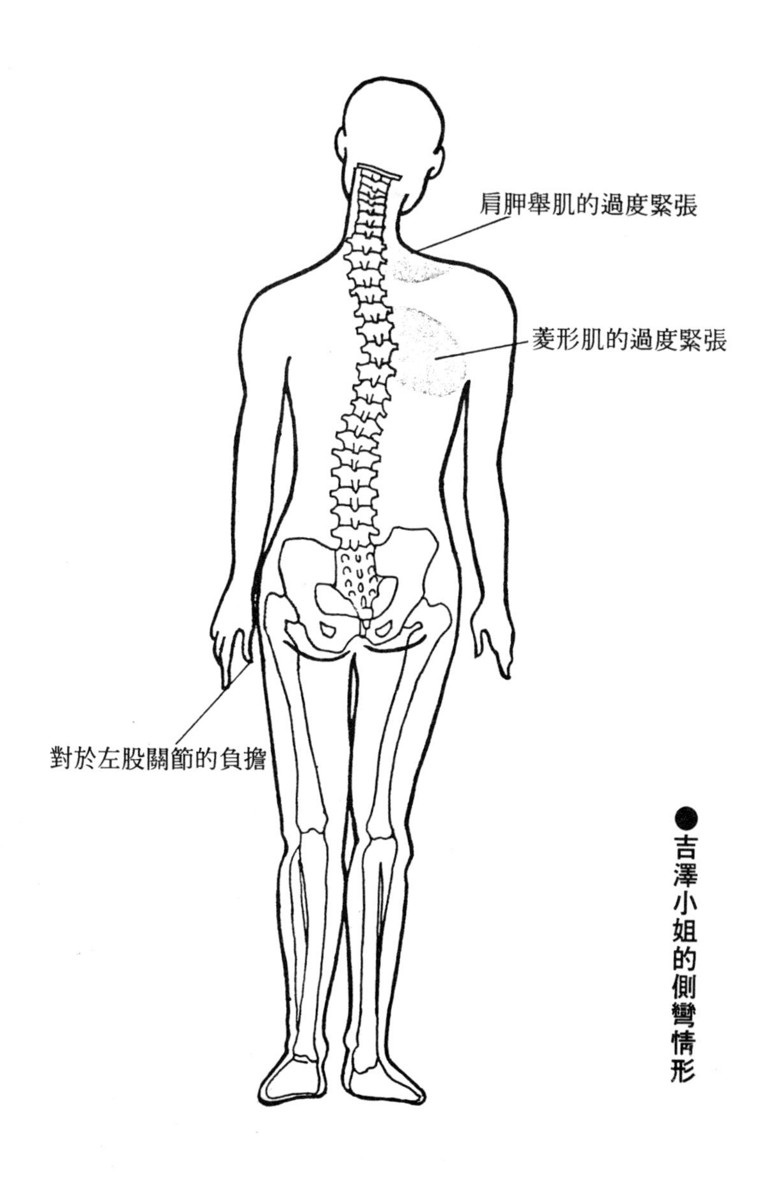

●吉澤小姐的側彎情形

做的狀態，會使得肌肉反而受到傷害。

另外，多半的舞者都沒有進行訓練後的結束動作。尤其是忙碌的舞蹈者，通常匆匆忙忙就離開了舞蹈社。由於如此，一下子接觸到室外的冷空氣會使身體產生冷虛，對肌肉也會有不良的影響。

尤其是身體雖然都用大衣保護著，但是頸部卻是最容易與冷空氣接觸的，也是最易產生冷虛的部位。

參看吉澤小姐身體的平衡圖，可發現她的腰有左傾的現象，而當身體想勉強挺直時，就在脊椎骨產生了右彎的情形，由於如此，也造成了頸右側肌肉的緊張。

但是即使有側彎的情形，肌肉還是勉強地以其力量支撐著身體，因此症狀不會馬上顯現。可是一旦支撐的力量減弱時，彎曲就會變大，對身體也會造成不良的影響。

吉澤小姐原本就是以左股關節為主要負擔部位的體型，何況舞蹈者又是過度使用股關節的職業。

不出我所料，她在數個月後又傷到了左股關節，再度造訪治療院。

急性腰痛的業務員靠著平衡療法獲得解救

●承受著眼睛看不到之壓力的現代人

人們都容易受到眼睛所看到的景象、耳朵聽到的聲音所左右。必須發揮機動的功能，和自己以外的環境保持著一定的距離，而又維持著平衡關係地生活著。

如果要我們閉著眼睛走在平衡台上就很困難，同時戴著耳栓通過沒有信號燈的交叉路時，一定會感到很不安。甚至在人際關係的交往上，也會觀察對方的臉色，辨別其口氣的好壞，而和其保持適當的距離。

像這樣，人類便靠著眼睛和耳朵獲得的情報，而建立了絕妙的文化。

可是在現代人的日常生活中，充斥著各種壓力，而由於壓力產生的病痛情形也不少。

以壓力的來源來說，主要是以眼睛和耳朵為接收處。對於眼睛所看到的，耳朵所聽到的壓力來源我們可清楚地理解，就是我們很容易察覺對身體有不良影響的事物，可是往往因為從耳朵和眼睛得到的訊息影響力太大，而使得我們忽略了更重要的事情。

我們的社會一直追求著人工的物質文化，而似乎人們也已習以為常。由於如此，卻對隨著季節變化所伴隨之身體狀況的變化，也就是眼睛所看不到的自我內在的感覺，變得十分遲鈍。

就算冬天也能吃到夏天蔬菜的現代人，一直持續過著無視季節感及地域性的生活，而因為眼睛所看不到的內心的壓力，使得身體的機能喪失平衡。

現代人以為自己在控制著環境，卻反而遭到環境的影響，迷失了自己的身心，這一點是我們必須謙虛、反省的。

不管文明多發達，季節和地球的自轉是無法改變的。

●秋初的腰痛是夏天遭到冷虛所造成的

季節的變化和人類的身體有密不可分的關係，由先前關於春天的急性症狀之敍述，各位可能已有了相當的了解。同樣是季節的轉移，到了夏天又會如何呢？

一到秋天，急性的腰痛症，也就是閃腰的例子總是特別多。就如冬天積存在頸部和肩膀的壓力，到了春天才會呈現一般；夏天所積存的壓力，到了秋天才會招致腰痛。

我們來想像夏天的情景。

炎熱的天氣，令人困倦的陽光，懶散無力地行走著的人們。

夏天確實會令人腰力鬆散，這是因為受到夏天特有的「冷虛」的影響。

聽到「冷虛」各位可能會感到訝異。但是請仔細回想一下，包括空調的冷氣房、下班回家途中所喝的啤酒、流汗時吹襲夜風的涼快等情況，夏天比冬天更易遭遇外在及內在使身體「冷虛」的環境。

然而，身體承受壓力之最高潮是在初秋才會呈現出來。

到了九～十月，早晚天氣轉涼，日夜溫差也變大了，空氣開始乾燥，夏天鬆散的皮膚也變得緊繃起來。

皮膚對溫差和溼度的改變是很敏感的，因此在乾燥的情形下易變得緊繃，使得皮膚和肌肉之間的縫隙也變小，而造成肌肉喪失柔軟性，關節和肌肉的關係也僵化了。

由於這些理由使得夏天鬆散的腰也開始緊張起來，加上秋天又是運動的季節，一切的活動都陸續展開，給腰部增加不少負擔。

再加上運動中有些牽強的動作，也易傷到腰部，使得腰痛的可能性提高。

●遭到「魔女的一擊」的業務員

荒川克弘先生（假名，三十四歲）是廣告公司的營業員。一九九三年底的某個早晨，他忽然腰痛得幾乎無法起床。

從好幾個星期以前，他就感到腰部沈重。後來演變成只要半夜翻身，就會痛得醒過來，稍微改變身體的角度，腰部就會感到如針扎一般的刺痛。

在西方，將如針刺般的腰痛戲稱為「魔女的一擊」，荒川先生所遭遇的正是「魔女的一擊」。

他想起床去洗臉，可是腰卻痛得無法彎身。想穿襪子，卻馬上遭到「魔女的一擊」。

今天必須向客戶說明廣告企劃案，所以也不能請假，束手無策的他終於來到了治療院。

他似乎是經歷了一番奮戰與掙扎之後才到本院的，痛得連椅子都無法坐下，雙手壓在候

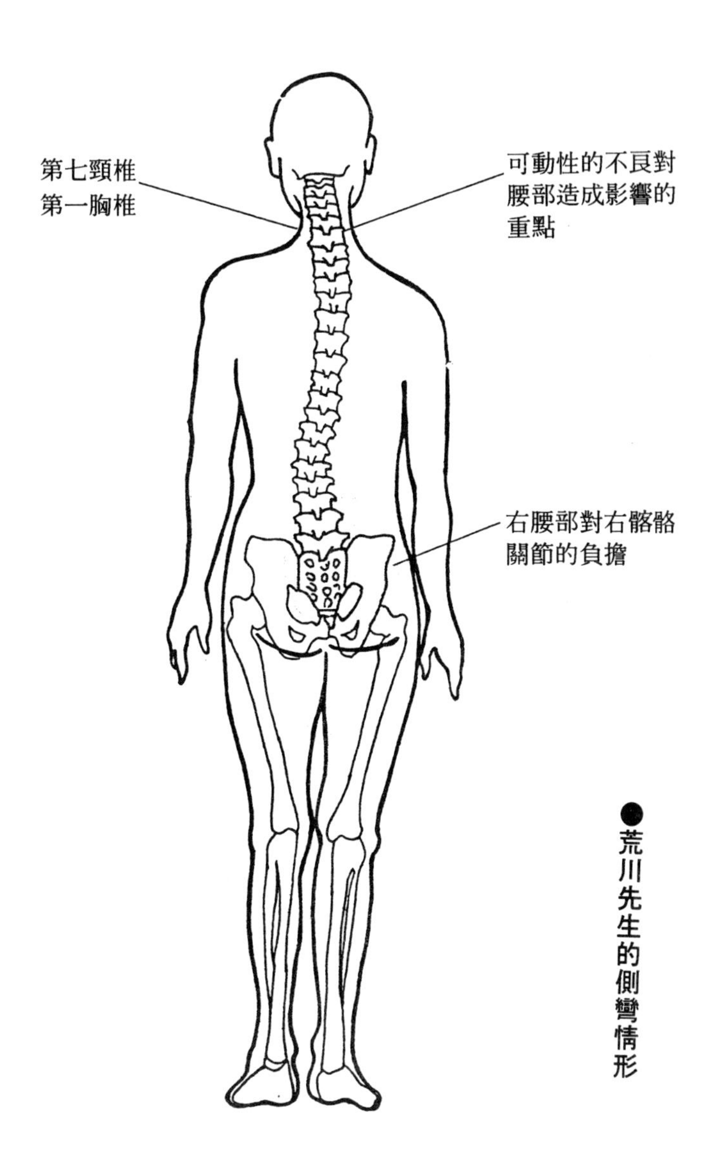

●荒川先生的側彎情形

診室的牆上，腰部完全向右側彎曲成「く」形，臉上也因痛苦而皺成一團。

為了檢查，必須躺在床上，可是這對他來說，似乎也相當困難。好不容易讓他躺下來後，就先使用平衡診斷來檢查其症狀。

診斷之後才發現他是嚴重的右側彎，也就是腰部有向右彎曲的傾向，然後再檢查其前屈（鞠躬）或後屈（後仰）的動作，哪一種較易做到。結果發現，任何動作都會刺激到腰的右側，只有向後仰較易達成。

接下來再檢查向右扭轉成向左扭轉較易做到，發現其完全不能向右扭轉，可是扭向左方比較容易。其次，再檢查其頸椎徵候，也就是頸部的動作對腰的影響如何。結果發現他的臉稍稍向右轉，右腰就會痛起來。

由於如此，我判定已找到治療的線索，從這個部位進行矯正較好。

協助其頸部回轉的重點是在第六頸椎與第三頸椎之間，我觸診其部位，結果發現第七頸椎與第一胸椎之間的可動性減少，無法正常的活動，這部位的皮膚也有微妙的歪扭。

因此想右轉時，遭到頸根部的阻礙，而使得腰有過敏的現象。

所以馬上對其第七頸椎與第一胸椎之間的重點進行平衡療法。由於如此，便解除了頸部的阻礙。腰部不僅能向右轉，也能作前屈的動作。

還在檢查階段中，就能階段性的減少疼痛的感覺，也令荒川先生感到很訝異，而這也就是平衡療法的特徵。

●一下子就能排除腰部緊張的平衡療法

由於身體的轉動已較容易做到，我們就請荒川先生仰臥在床上，進行赫尼亞檢查，結果並沒有問題。

接下來再進行肌力的診斷，所得到的反應並不是肌肉發炎，而是壓力性的疼痛。不出我所料，是壓力所造成的。其次再進行第二階段的平衡療法。

首先，身體向右扭轉，兩手高舉做萬歲的動作，然後身體向左扭轉做同樣動作，再比較轉哪一個方向時，較容易做到舉手的動作。結果發現向左扭轉時，比較容易做到。

因此，對身體扭轉時動作的重點之第三腰椎至第五腰椎進行觸診。結果發現第四與第五腰椎及第二與第三骶骨之間的兩個重點，喪失了可動性，造成了皮膚的歪扭。

只要能使此部位的緊張鬆弛，腰就能活動自如了。於是我用兩手的姆指對著其第四與第五腰椎上的皮膚，輕輕進行調整，而讓荒川先生作療法的動作。至此，頸部重點和腰部重點的兩個療法就結束了。我請荒川先生站起來看看，不出所料，右側彎的情形已消失了。

「你走走看。」

聽到我的建議，他膽怯地踏出一步。

「咦？好舒服！」

他一面繼續順利地往前走，好像一點也不痛的樣子，一臉露出了難為情的微笑。

「那麼，你試著穿襪子看看。」

他毫不費力地就穿上了襪子。

「哇！我穿好了，剛剛我的手指還踫不到腳尖呢？」

荒川先生歡喜異常，穿襪子原本是很平常的動作，但是對他來說卻是驚喜若狂，這就是從身體的不平衡中重新被釋放出來的喜悅。

如果我們在日常生活中因突發事件而導致自己無法做到極為平凡的動作，例如，只是穿襪子的動作，便會感到強烈的不安，這時也才能充分體會到能夠支撐自己的身體是多麼偉大的一件事。

●襲擊企業戰士腰部的壓力

如荒川先生所遭遇到的肌力及神經方面的疼痛，也只有當事人才能體會那種不曉得要將腰放在哪裡才好，翻身也困難、坐下來也困難的痛苦。由於並沒有外傷，也不用包紮繃帶，他人根本不易看出他的症狀。因為他人無法體會其痛苦，精神上也就越苦悶。同時不安的感覺越強烈，腰痛的症狀也就越嚴重，由不安和恐懼所形成的壓力，會對他的腰造成不良的影響。例如，和遭遇到可怕的事件時，腰部會喪失力量，腳也不聽使喚的道理是一樣的。

以荒川先生的情況而言，對疼痛的不安感及必須在這種狀態下去從事業務工作的壓力，是造成其症狀惡化的原因之一。此外，聽了他的敍述，才發現夏天時所造成的「冷虛」是最大的誘因。由於經常的交際應酬都是在冷氣房中喝啤酒，加上長期坐在安定性不良的沙發椅上，當然會對腰造成不好的影響，而且由於精神上的憂慮太多，壓力也會更強烈。

結果到了季節的轉變期，那麼壓力便以急性腰痛的典型症狀呈現出來。

大部份的企業戰士或多或少，都得在強烈的壓力下過生活。用開玩笑的角度來說，說日本的經濟是被上班族的秋季腰痛所支撐著也不為過。

由於「落枕」而求救的單口相聲家又恢復了笑顏

●坐在高台上的姿勢是造成壓力的原因

身體的不協調當然和姿勢的好壞大有關係，以人體的構造來看，哪一種姿勢才是良好的姿勢，將在後面再做說明，在不牽強的範圍內維持良好的姿勢才是身體平衡的基本原則。

可是有些職業在工作中無法保持良好的姿勢，像單口相聲家就是。

試想：如果在高台上的單口相聲家，背部直挺挺地坐著，會給人什麼樣的印象呢？自己一人高坐在台上，又擺出那樣的姿勢，只會讓聽衆緊張罷了。原本單口相聲家的任務就是要讓聽衆感到溫馨的氣氛，如果讓人感到緊張就不對了。

因此必須駝著背地坐在高台上才能完全排除壓迫感，這樣客人也才能安心地聽他的相聲表演。可是這樣的姿勢以治療師的眼光來看，會對身體造成強烈的壓力。

彎著腰又抬起頭會使脊椎的活動受到嚴重的限制。在這種狀態下左邊演出與太郎，右邊演出小開的角色，頸部和肩膀的負擔會更加重。

另外，一面要記得台詞，一面要表演，心理上必然承受著強烈的壓力。他坐在高台上，外表看來似乎相當輕鬆自在，其實肉體和精神上是很疲累的。

我的治療院也曾有單口相聲家來造訪過，那就是三遊亭真樂先生。

來到治療院的真樂先生，表情十分僵硬，令人無法把他與在台上生動地表演與太郎的真樂先生聯想在一起。據他說，在數日前，因為睡得不安穩而換了個高的枕頭，當時後頸部就能伸展，而舒暢地睡著了，可是早上睡醒時，卻發現頸部與背部十分僵硬，頸部甚至完全不能活動了。

他的頸部就正好維持著頭下面放著枕頭，頸部向前隆起的狀態，而無法恢復原狀，只能東張東望而已。簡單地說，他的症狀就是嚴重的落枕狀態。

他曾到過針灸治療院接受診療，但效果不大。正感到困擾時，他的朋友就介紹他到我的治療院。原本真樂先生經常有肩膀酸痛的現象，從國中時代開始就有嚴重的肩酸痛的症狀，後來從事單口相聲的工作就更加嚴重了。

他的老師三遊亭圓樂先生也有肩膀酸痛的毛病。他經常因為替老師按摩而手臂產生了肌膜炎。不論如何，單口相聲家的頸部不能動彈，他的工作也就必須停擺了。於是我馬上為他進行平衡診斷，對於其緊張的部位施行療法。

「你們不做整體療法嗎？」

他和其他初次接受平衡療法的人一樣，對於其和普通的整體療法之不同，感到訝異。

「在這種痛得不能動彈的狀態下，如果再牽強地活動身體，只會使患部更腫更惡化，並不一定要做整體療法才能矯正啊。」

「太好了！我最討厭做整體療法了。」

真樂先生苦笑了一下。

治療後的真樂先生又恢復了表演與太郎故事時的笑顏，而我也鬆了一口氣。

●「落枕」的症狀須做溫和的治療才有效

所謂的「落枕」和頸部扭傷一樣，大多發生在春初，也是主要因為冬季期間頸部和肩膀的負擔所造成的。

我們睡覺時都會翻身，但有時因棉被太重，身體雖然轉了方向，但頸的根部卻無法配合，而承受著壓力，如果嚴重時會傷到肌肉，這就是「落枕」。

一般來說，手臂使用過度的人易發生「落枕」，在手部的緊張還未消除的狀態下去睡覺，便容易產生這樣的症狀。因此常使用右手的右撇子，「落枕」的症狀也易出現在右側。

至於真樂先生的情況則主要是心理的壓力所造成的。因為他面臨著職位升遷的重要關鍵，心裡的不安和緊張也升到了最高點。他也和同事一起組織了「不認輸讀書會」，在新宿的小劇場一個月舉行一次公演。他是那麼認真的人，因此心情上也難免較緊繃。

從治療中的真樂先生的談話中得知，有時做強烈的整體療法較快能得到效果，的確要增加可動性時，似乎做整理療法比較好。

可是，像「落枕」這種伴隨著發炎的急性症狀，如果給予太強烈的處理，情況反而會更惡化，因此在這種情形下，施行緩和的平衡療法反而比較有效。

能夠在不疼痛的情況下，輕鬆地治好患者的疾病，是大多數患者的願望，而在治療後看到患者愉悅的表情，是身為治療師的我最大的喜悅。

不能走路的游泳選手（主婦）治療後當場就能走路了

●平時常鍛鍊身體卻反而造成發炎的原因

經由游泳的伙伴介紹而來到本院的海老澤博美女士（假名，當時四十四歲），當她在候診室等候，被叫到名字時，身體仍彎曲如「く」字。

聽說她在家時都是用「爬」的，而到治療院的路上也是一步步艱難地走過來的。

她是家庭主婦，也是丈夫事業上的伙伴，是一位相當活躍的女性，自從她無法自由活動後，丈夫和孩子都沒有人照料。基於主婦的責任感，使她不得不來本院治療。

海老澤女士並非平凡的家庭主婦，她是日本講師級的蛙式游泳記錄保持人，擁有一流的游泳技術。

那她為什麼會在地板上爬呢？

據她說，一星期前去打高爾夫球，後來就開始覺得左腰很沈重，昨天去打保齡球，回家後，就突然不能走路了。

她疼痛的地方是從左腰到膝部的部份，在這種情形下，通常與身體扭轉到的疼痛部位的相反方向——也就是身體扭轉到右邊時比較不會痛。

而海老澤女士越轉向左越輕鬆，這表示她的左股關節大概鬆開了。

為其進行肌力診斷的結果發覺有發炎現象，原本她打高爾夫球時，身體扭向左側就喪失了平衡，後來又去打保齡球使得左股關節負擔又加重，引起了發炎的症狀。

於是，我對皺著眉頭的海老澤女士開始進行平衡療法，矯正其股關節和恥骨結合的部份。

「你走走看。」

聽到我的話，她膽怯地踏出了一步。

「咦！奇怪？」

她跨出步伐之後，斜著頭感到訝異，因為數十分鐘前的疼痛已經消失了，而完全恢復了正常的步行，令她感到不可思議。

「先生，你好像對我施了什麼法術。」

「才不是什麼法術！但是你不會痛了吧！」

最後她還是懷著既高興又疑惑的心情回家去了。

現在我們來探討海老澤女士的症狀之誘因。

她一直在協助著丈夫的事業，而那年的夏天丈夫的工作又格外的忙碌，使得她根本沒有時間練習游泳，而她既然是蛙式游泳的日本紀錄保持者，平常應該常常游泳才對，她的身體也應該習慣了相當的運動量。

但由於突然無法活動，身體也就變得懶散下去，可是她又忽然打起高爾夫球、保齡球等激烈的運動，而自以為身體狀況和平常一樣良好，結果使得懶散的身體一下子遭受了強大的負荷。

因此過去一直持續鍛鍊身體的人，突然停止了活動，這也是造成症狀發生的原因。

●沒有自己個人時間的家庭主婦

現今的家庭主婦，很少有人一天到晚都忙著家事。

但也有不少的主婦像海老澤女士那樣協助著家裡的事業，或是出外去打工、參加運動、文化活動等等。

雖然如此，打掃、洗衣、煮飯等工作還是必須靠主婦來完成，可說日本的家庭主婦都是女強人，女性的耐力真令人佩服。

可是主婦的辛勞並不僅僅是眼睛所能看到的一切，還包括了各種的責任。她必須扮演賢妻良母及好媳婦的角色，要照料家族中的每個成員。因此，家庭主婦的立場易受到家族的牽連，想要擁有個人的時間是相當困難的。由於自己的時間所造成的壓力，在不知不覺中會引起身體的僵硬，使得身體的機能喪失平衡。

主婦是家庭的重心，如果主婦的身心喪失了平衡，家庭的協調也易喪失。唯主婦的身心保持平衡時，才能使家族、社會、乃至全世界的秩序平衡發展，這麼說也許誇張了些，但我的確認為如此。

為了排除會造成身心平衡喪失的壓力，參加喜好社團或運動等，對主婦來說是十分重要的。因為在這段時間內，並不須扮演為人妻、為人母、為人媳的角色，而是能夠充分放鬆的個人時間；但是必須注意的是，如果在未將身體的僵硬或不平衡排除的情況下，牽強地去參加活動，也是容易招致疾病的。

●藉著外出前的平衡療法來預防事故

接下來說明主婦為了維持自我身心的平衡去參加家庭以外的活動，應該怎麼做才能充分適應。

基本上，要先安排好家庭外的活動時間，因此在出門前必須做好一切準備，其注意事項如下：

一、為了配合自己出外的時間，先將一星期中家庭的三餐略作出食譜。當天可準備咖哩飯、燉肉湯、黑輪、大鍋菜等，並事先做好存放起來，且可加熱食用的菜餚，這樣就能避免家人的抱怨。

二、在外兼差或本身是職業婦女的人，必須先做好工作場所的人際關係。例如，積極主動地去做別人不喜歡的差事，能獲得同事的好感。在必要的時候較容易早退或請假。

三、選擇適合自己的社團或俱樂部，要清楚自己的參加目的，例如，是以休閒為目的或是學技藝為目的。否則，不但無法排除原有的壓力，反而會帶來新的壓力。

四、要能夠顧慮到家人的健康情形。如果太熱衷於自己的嗜好，而忽略了小孩的感冒或是丈夫的精神不佳，馬上就會失去家人的支持。因此還是要以家人的健康為優先考量。

如此一來，將家中安頓好後，就可積極地出外活動，獲得身心上的鬆弛和安慰。

但必須留意的是，在空檔時撥出一、二分鐘的時間，參考第四章自己一人可進行的平衡療法，藉此調整身體的平衡，再去從事活動以避免受傷，也才能達到消除壓力的效果。

隨時隨地都可進行原本是平衡療法的特徵，可是我要特別介紹給家庭主婦的是早晨睡醒時馬上進行的平衡療法，通常家中最早起床的就是主婦，如果主婦在一天的開始——早晨，就精神飽滿，那麼整個家庭也能夠感染到這種氣氛而充滿活力。

肋骨骨折的孕婦
平安地產下一男嬰

●藉平衡療法矯正了異常的胎位

來治療院接受診療的孕婦也不少。

隨著嬰兒在腹中的日漸成長，骨盤會越來擴大，母體當然也會受到相當大的影響，原本身體的平衡就是異常的孕婦，在此時期更容易發生腰痛和肩酸痛的症狀。

平衡診斷對孕婦而言，並不會造成身體的負擔，且效果更好，而且接受過平衡療法的孕婦都是安產。因此，面臨生產的孕婦更要活用平衡療法，平安地生產才行。

下面介紹到本院治療的孕婦中，某位在生產之前經歷戲劇性變化的臨床病例。

平島洋子小姐（三十四歲），因為肩膀酸痛和偏頭痛而造訪治療院。

當時平島小姐曾在婦產科被診斷出胎位異常，而經指導做矯正胎位的體操，並沒有效果。她原本肩部就容易緊張，不易放鬆才會造成了不良的影響。這種類型的人，即使進行放鬆力量會有效果的體操，也會因為無法解除肌肉的緊張而得不到效果。

因此，我立刻為她進行平衡療法以消除腰部的緊張。不久之後，她再到婦產科檢查，就發現胎位已獲得了矯正。她十分高興，但不久之後又患了支氣管炎，而且也咳嗽不止。因為顧慮到胎兒，便不敢隨意服藥，在困擾之下，再度來到本院。

這次她的先生和她一起來，因為胎兒已有九個月大，兩個人都擔心不已。

由於她先生曾因「落枕」的症狀到過本院治療，因此對我十分信賴，但對於平衡療法用於治療內臟疾病的功效，他們仍是半信半疑，可是基於不服藥的考量下，最後不得已才到本院。和往常一樣，我對平島小姐進行平衡療法之後，就以強力壓迫她前臂的支氣管抑制重點。她笑著說：

「我覺得胸部輕鬆多了，呼吸也很舒暢。」

「我相信妳的咳嗽很快會停止的，嬰兒會協助你的。」

我過去曾診察過很多的孕婦，但即使是相同的症狀，在懷孕前和懷孕中的治療方法是完全不同的。不可思議的，懷孕中的孕婦占壓倒性地痊癒得較快，我說的「嬰兒會協助妳的」，就是這個意思。

平島小姐也不例外，第二天，她的咳嗽就幾乎痊癒了，感覺也十分舒暢。

●突發的肋骨骨折依靠外氣和平衡療法治好

才剛慶幸咳嗽停止了，卻又發生了災禍。

早上睡醒時以不自然的姿勢扭轉身體時，發生了輕微的咳嗽，左側腹部響起一聲「咔」，令人十分不安，無論吸氣或轉動身體都會感到刺痛。她心想：「是不是肋骨斷了？」而家人都認為不可能那麼容易就骨折了，所以也不加以理會。

當天晚上，在一次輕微的咳嗽時，發生了比早上更激烈的疼痛，痛得連呼吸都很困難。這時她的丈夫開始著急了，連忙聯絡救護車將她送到醫院急診處。

由於她是孕婦，院方的態度亦十分慎重，馬上勸她住院。可是平島小姐被送到醫院時，疼痛已減輕許多，身體的活動和呼吸也已恢復了正常，這麼一來，剛剛聯絡救護車的舉動似乎誇張了些。因此，她一直和院方人員商量，最後還是堅持回自己家中休養。

第二天，她到整形外科拍X光片時，才驚訝地發現，原來左側第九根肋骨產生了裂痕。

距離生產預定日還有四星期，而骨折後再形成假骨則須要二星期的時間。

通常第一胎生產時會比生產預定日早些。以她目前的情況來看，連呼吸時腹部都會疼痛，能否耐得住陣痛而平安的生產，實在令人擔心。

事實上，平島小姐婚後一直沒有懷孕，後來他們夫婦不斷向神禱告才懷了這個孩子，也由於如此，對於即將出世的孩子的盼望，也比一般夫妻更殷切。

他們一心一意地想平安地產下健康的嬰兒，平島小姐在照完X光後，又第二度造訪了本院。由於她的身體無法轉動，因此不能進行一般的治療，只能進行輕度的平衡療法，以患部（左肋骨）去接觸外氣。

目前這種外氣療法，在日本仍被一般人以特殊的眼光來看待，但在中國已經由政府認定，在醫院中已算是非常普遍化的治療了。

我的治療方式與其說是以外氣來診療，毋寧說是促進患者早日恢復健康的方法，也就是為了提高患者的自然自癒力，而提高能量的方法。

平島小姐連續三天來本院接受治療，疼痛已漸漸減輕，而我認為應持續治療較好，可是她為了生產必須回娘家居住，因此只進行了三次的治療。由於平島小姐接二連三遭遇事故，因此我對她特別地關懷。一個月後，我接到了她的電話。

「由於你的幫助，我平安地產下了一個男嬰。」

我鬆了一口氣，也替她感到十分高興。從她說話的語氣中發現，她已一掃一個月前的不安感，而充滿了為人母親的穩定，體貼和堅強。

「生產的過程如何？」

「我進入分娩室五分鐘後就生產了，醫院的大夫說是安產。」

克服了種種的不安後，平島小姐終於迫不及待地平安生產了，這對平島小姐來說，更是加倍的喜悅。而我也由衷的祝福她。

●女性的子宮宛如一個小宇宙

其實也難怪女性在懷孕中會變得神經質。我常對一些準媽媽說：

「懷孕不是疾病，也不是特殊的情況，而是極為自然的現象。」

同時多半的孕婦都是到醫院生產的，因此也特別容易感覺好似要接受手術前的緊張和不安。

事實上，女性的身體是十分奧妙的，一個月一次的生理期，就好似將大自然和宇宙的節律直接反應在身體上一樣。

各位也許會很詫異，但我曾經很想身為女性而親自體驗自然的感覺。

在女性的身體中心的能量重心點——骨盤中，特別是由骶骨所形成的球體當中，新的生命在此被包圍及孕育。下面這句話已經不新鮮了，但在女性的子宮中，的確有個小宇宙在運行著。人類的歷史也是由此開始的。

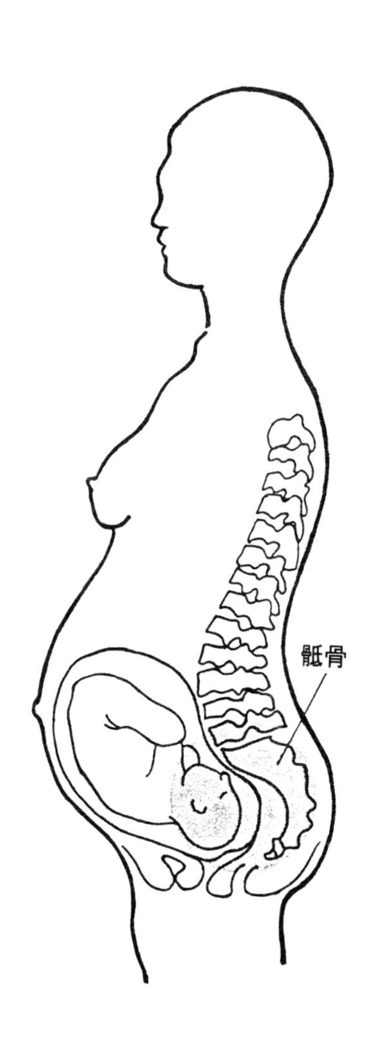

二年間持續發燒症狀的少年，經二次的治療後完全痊癒

●被好幾家大學醫院放棄治療之原因不明的發熱病例

生產小孩可說是人生當中最富戲劇性變化的事件之一，而小孩的健康也是父母最關心的事。下面要介紹的是一對母子的故事。

「他是國一的男孩，二年前開始持續不斷的發燒，經醫院診斷卻說是原因不明，不知這種症狀可否接受治療？」

一九九二年的某一天，鈴木俊夫（假名，當時十四歲）的母親以不安的語氣打電話到治療院來。

聽了他母親的說明，我還是無法明確地判斷，因此便要求他立刻接受診察。

據說男孩在二年前曾罹患支原菌屬肺炎，後來肺炎痊癒了，高燒卻一直不退，經常維持在三十七度半左右，也常有超過三十八度的情形。

已經轉院好幾次，也在幾家大學醫院接受過精密檢查，但卻一直找不到原因。

總不能讓孩子一直休學在家，可是讓孩子去上學時，卻被不知情的老師指責：

「身體這麼虛弱還讓你來上學，你的父母到底是怎麼想的？」

因此，俊夫心裡一直很悲傷。

無論到那家醫院都無法根治，最後他的母親把一切希望都寄託在我們診療院。

我立刻為俊夫進行肌力診斷，確認其對壓力的反應。發現症狀的發生可能是心理因素所造成的。

我問他母親，俊夫日常生活的情形，卻沒有發現會對他造成壓力的原因，他也沒有拒絕上學的傾向，朋友也很多，一切好像都沒有問題。

這到底是怎麼回事？我做了如下的推測：

無論做任何治療對症狀都一點也沒有幫助，這在俊夫君的心中形成了潛在的不安，再加上反覆多次的檢查，又加深了他心中的壓力。

當天我為他進行了一般的平衡療法，又施行退燒重點刺激治療後就讓他回家了。

●發燒退了之後，就一直維持正常

二天後，鈴木母子帶著驚訝的表情來到了本院。

聽說接受治療的第二天，俊夫體溫一下子就降到了三十四度。

過去任何治療都發生不了效用，只是一次簡單的治療卻馬上退燒了，令母子兩人都十分吃驚。

可是他的體溫降低後，卻一直沒有再上升，因為三十四度是低於平常的體溫，這不是正常值，因此他們又再度造訪了本院。

於是我再一次為俊夫進行平衡療法，調整其身體的情況，終於恢復了正常的三十五度半，之後便一直維持著正常的體溫。

此時，我對小孩和孕婦自癒力之高感到十分驚訝。像這樣的病例治療效果之快速，是我原先未料想到的。

事實上，人體自癒力之強烈是十分驚人的，只要調整好平衡，就能靠著自然自癒力逐漸恢復健康。因此，我通常不會把小孩的症狀看得太過於嚴重，而一發現症狀就馬上緊張地視為疾病，最好將其視為成長過程中的正常生理反應。

對父母而言，孩子的毛病總是會使他們不安，這也是人之常情，可是大人們不安的心情，會讓小孩自覺到自己是病人，結果反而使症狀的恢復時間更延遲了。

當然，適當的處理也是很重要的。除此之外，更應該給予安心感，並引導其自我痊癒的力量，就像俊夫的例子，小孩的自癒力是相當驚人的。

小孩在生活環境中孕育而成長，而大人的責任便是要儘量協助他們調整好生活環境。

拄杖的少年棒球選手終於能夠走路回家

●未曾碰觸到腳踝，就能減輕腳踝的疼痛

下面再介紹另一個孩子的痊癒例子。

大竹（假名，當時十四歲）是棒球隊的正選手，在夏季比賽開始的二週之前，他忽然在練習中受傷了。

他是在跑壘練習時，扭傷了左腳踝內側的。

由於患部既腫又痛，擔心有骨折現象，便到附近的整形外科接受診療。

照了X光片之後，仍不能確定是否有骨折，為了慎重起見，患部便被包上石膏固定起來，他也開始拄著拐杖走路了。

醫生吩咐，石膏必須固定二個星期，在這期間內腳不能活動。比賽即將在二星期後展開，到時再拆石膏就來不及了。即使石膏可預先拆下，但試想二星期沒有活動的腳會怎麼樣呢？肌肉會萎縮，根本無法適應比賽。

剛好球隊裡有另外二個球友因肌膜炎和棒球軸到院裡來治療，經他們的介紹，大竹也造訪了本院。

大竹是在母親的陪伴下，拄著拐杖，狼狽地來到治療院的。

鬆開繃帶，才發現他的患部確實很腫，但並沒有嚴重的內出血，痛的部份都集中在腳踝的外側和前方，進方肌力診斷的結果，發現是發炎性的症狀。

後來又進行了平衡療法，為使增加骶骨的可動性，施行矯正。

「你站起來走看看？」

他膽怯地把腳踩到了地板。

「可以走了！」

少年喜出望外，他的母親卻還是擔心不已。

「是不是以後還會有疼痛的情形，或是現在好了，可是以後會變成習慣性的扭傷？」

因為整形外科曾囑咐必須包著石膏，也難怪他的母親會如此擔心了。

但是我並非直接治療患部，而只是對脊椎進行輕度矯正罷了，因此除了患者本人之外，旁觀的人是無法體會真正的治療感覺的。

「不會有什麼問題的，但是我不是魔術師，還要持續再治療幾次才行。」

我笑著對少年的母親說明平衡療法的效能，總而言之，疼痛是因肌肉緊張所造成的，所以使用平衡療法將緊張加以排除，疼痛就會減輕了。

回家時，大竹已經可以不用拐杖了，而是把拐杖拿在手上離開了治療院，後來他又持續接受了數次治療，便開始練習輕度的跑步，最後又開始練習棒球。

我也建議他受傷後要再恢復運動時，要特別注意基本動作。

後來他仍然如期地參加比賽，他們的球隊在東京獲得了勝利，成長期的青少年精力之充沛，令人驚訝。

因此，不能是一味地禁止受傷的患部之活動，而是積極地引導出孩子本身所擁有的能量，這才是平衡療法真正的目的。

七十歲老婦人的急性五十肩獲得了改善

●年老的人藉著平衡療法能補充力量

如果是年紀大的人，身體發生異常時又該怎麼辦呢？（我不喜歡老年人這個名詞，所以我都稱年紀大的人。）

一般從事醫療工作的人，大多會把年長者的症狀，看成是年紀大所引起的，而被這樣診斷的人，也都認為自己確實已年老了，因此也自然地接受這種診斷法。

事實上，也有超過一百歲的人仍舊登上富士山的例子，而也有六十歲就臥病在床的人，究竟他們的差別在哪裡呢？

以實際的年齡來看，超過百歲的人應該已經衰老了才對，和年輕人比起來，肌力應該相當的虛弱才對，可是他卻仍然登上了富士山。

其實這不是肌力的問題，而是身體平衡的問題，如果身體能維持平衡，就算肌力衰弱，也能登上富士山頂。

年輕時平衡稍差，可靠著肌力加以彌補，可是肌力衰退之後，就要靠著平衡法才能調整身體了。

年紀越大的人，身體平衡也越重要。

有一個年過七十的老婦人，每次到院裡來治療，嘴邊總是掛著：「我已經老了嘛！沒辦法了！」可是事實上她卻是一個達觀又開通，對一切事都能充分應對，充滿魅力的老婦人。

下面將介紹她的故事。

●沒有「我已經老了，沒辦法了」這回事

這個老婦人叫梅山智江子（假名，七十八歲），第一次到本院治療時，是因為右肩肩關節周圍發炎，而右手舉不起來。

我說：「五十肩。」

她卻說：「七十肩。」

「還是稱五十肩好，這樣才顯得年輕。」

其實我的祖母在八十歲時也患過五十肩，而她也開了這個同樣的玩笑，所謂四十肩、五十肩是意味著四十歲、五十歲的人較易罹患的疾病。而實際上，從二十歲到八十歲的人都有可能發生這樣的症狀。

「還有其它不舒服的地方嗎？」

「右膝有些不舒服。可是我到任何一家醫院診療，都說是年紀大了，沒辦法了。」

這種說法是不對的，如果梅山老太太相信這種說法就太悲觀了。

其實人從出生到死亡的瞬間，維持生命的機能都一直很活潑，會呈現症狀出來，表示身體正在產生促使痊癒的力量。

接受過平衡療法後，梅山老太太的反應很有趣。

「哎呀！舒服多了，先生，你到底是怎麼做到的，肩膀輕鬆多了」。現在她為了維持健康，都會定期的到院裡來接受治療，可是仍是將「年紀大了，沒辦法了。」這句話掛在嘴邊，而每一次我也都會加以反駁。從她的口氣聽來，她似乎也很期待我的反駁呢？

使陷於低潮的聲樂家能提高好幾倍的表現力

●胸部挺得太過度，造成頸部和腰部很大的負擔

前面介紹了好幾個接受了平衡療法後恢復健康的病例，但是平衡療法不僅對健康有效，也能使人所賦有的能力更發揚光大。最近有位商界人士在打高爾球的前一天，來接受平衡療法。據他說因是否接受療法，得分全然不同。

高爾夫球是一種需要靠身體高度平衡的運動，因此能調好根本的平衡，成績當然會表現良好。此外，對於學習武術、音樂、或書法的人，平衡療法也都有不錯的效果。

下面介紹某位歌劇聲樂家，藉著平衡療法將表現力提升好幾倍的實例。

「我明天要參加演奏會，今天能否為我診療。」

掛上電話後，加瀨繪里奈（假名，二十八歲）很快地來到了治療院，聽說她最近的身體狀況不佳，表演方面從半年前就開始陷入了低潮。

當時我並不知道她是聲樂家，我問她：「妳演奏哪一種樂器？」

「我自己的身體。」

這時我才知道她是聲樂家。由於如此，一旦身體的平衡發生變化，馬上就會反應在聲音上。最近太勤於練習，早上起床時，腰和背部經常痛得幾乎無法起身。同時唱歌時聲音也不能宏亮，而使得自己很不滿意。她說：「聲音一直無法離開身體似的。」

我請她示範一下唱歌時的姿態。她挺起胸部，下巴縮緊，乍看之下相當雄壯。聽說演奏伙伴們也常讚美她的姿態。可是依我的觀察，乍看之下很美的姿勢就是問題所在。可能是為了誇張地表現，胸部挺得太過度，而使得頸部和下巴承受了強烈的壓力。

同時隨著胸部的擴張，腰部也過度向後仰，由於腰的負擔過重，也難怪聲音無法宏亮。聲樂家總是一心專注著發聲練習，而對於站立的姿勢缺乏具體的研究。

為了彌補姿勢的不自然，經常會造成脊椎的側彎，而發生疼痛或痠痛的症狀。以加瀨小姐的情況而言，當然要矯正其姿勢，但在這之前，必先從改善其身體的平衡做起。

●指導其以身體為樂器的站立姿勢

進行平衡診斷後，發現加瀨小姐的脊椎側彎是單純性的。因此藉著平衡診斷，馬上就能修正其側彎了。「我覺得身體輕鬆了許多。」然後我問她聲樂家演唱時的姿勢應如何？再配合她的理想，指導其站立的姿勢，我的方式是應用氣功體的方法，其對於日常的健康也有幫助，因此各位也要認真的學習。

首先要想像身體從頭頂的稍後方被向上牽引。然後重心掉落在身體的中心，順著頸部、肩膀、肉體慢慢溶解一般。接下去再想像從頭頂、頸的根部、腰等三點的中心，以一條細長的管子連接起來。

然後想像發出的聲音會使管子上下移動，由於如此便可體會身體成為真正的樂器的感覺。後來加瀨小姐很高興地回家了。

聽說第二天的演奏會上，她終於能很輕鬆又宏亮的唱歌了，令她自己也很意外，同時身體也感到前所未有的開放感。現在的她，已成為各大演奏會中相當活躍的歌手，而平衡療法對於她能夠脫離低潮有很大的幫助，我也替她感到十分高興。

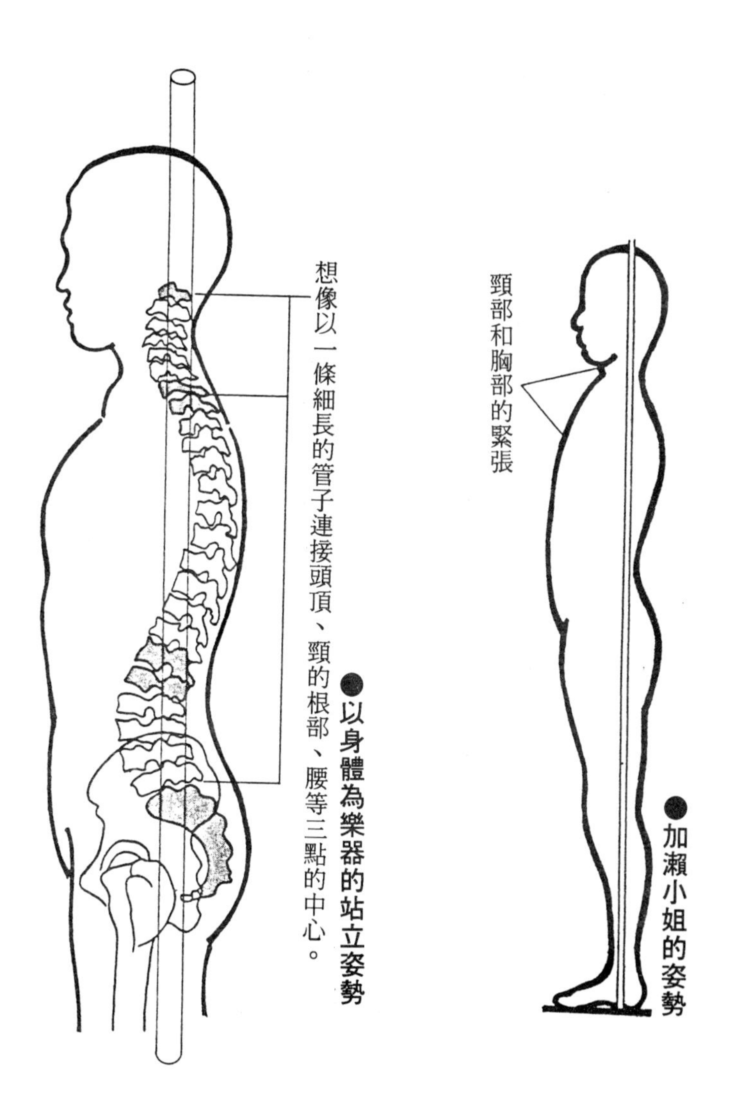

●以身體為樂器的站立姿勢

●加瀨小姐的姿勢

即將接受手術的赫尼亞患者在二週之內完全根治

●冬天在拉麵店的過度勞動造成了赫尼亞症

前面，多半都介紹因壓力和發炎所產生的症狀之治療實例。最後來介紹腰痛中最難治療的腰部椎間板赫尼亞症。

正本茂雄先生（假名，四十歲）是一家拉麵店的老板，在冬季的某一天，想抬起大鍋時，卻閃到了腰，以致不能動彈。

於是他馬上入院檢查，結果被診斷為椎間板赫尼亞。

椎間板赫尼亞是一種有名的病，可是各位可能不是很了解，下面略作說明。

椎間板是軟骨的一種，為圓盤狀，擔任腰椎和腰椎之間的緩衝部位。

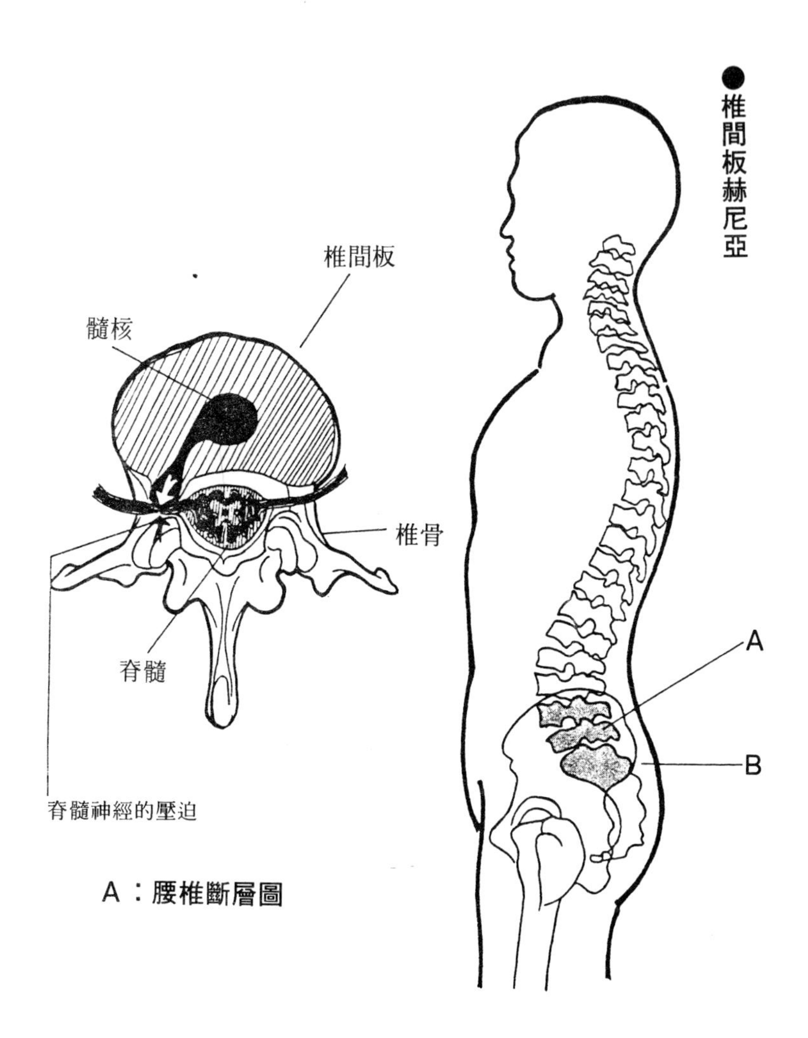

A：腰椎斷層圖

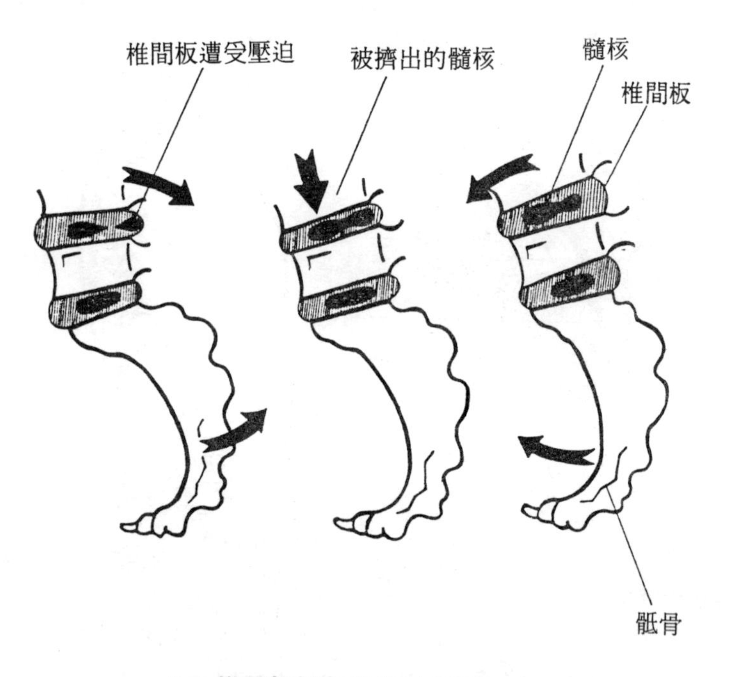

B：椎間板增加負擔的情形

如果這軟骨持續地負擔過久，內部壓力過高，軟骨中心稱為髓核的軟性、膠狀部份突破了外側較堅硬的部份，而從腰椎伸出直接壓迫背髓神經，便會產生激烈疼痛與痲痹，而使下半身動彈不得，這就是椎間板赫尼亞的症狀。

話又說回來，正本先生在醫院裡接受背椎注射和牽引，經過一個月，並沒有任何效果。那個醫生是整形外科中有名的醫生，但最後也作出結論：「沒有動手術是不行的。」

如果動手術的話，包括復健治療，總共要住院三個月，而正本先生的家庭和店面都靠他在維持，因此他不能在病床上躺三個月。

距離手術的日子還有四天，可是正本先生根本不想動手術。剛好他的拉麵店的社長也曾是我的患者，經由他的介紹，正本先生便向醫院請假，到我的治療院接受診察。

其實每個人都具有自然治癒力，只要能充分引導出自然治癒力，同時調整身體的平衡，疾病必定會痊癒的。

最重要的是患者本人想要痊癒的意志及何時想痊癒的明確意念。

「用二星期的時間來痊癒吧！」

我向正本先生說，正本先生也加以接受了，於是我們便開始共同努力。

●約好二週後回拉麵店工作

我開始對正本先生的赫尼亞症狀發生原因進行探討，發現其是在冬季發生的。其實拉麵店的工作是連冬季也會出汗的，因此也易使身體受到冷虛，冷虛的結果更易使皮膚僵化。

同時冬季也是拉麵店生意繁忙的季節，因此可能天天都很忙碌，正本先生並沒有請人幫忙，他本身可能十分操勞，肉體上也很疲憊。那麼地忙碌，不但會疲勞，心情上也會變得急躁，像這樣的急躁會使關節變得僵硬。在這種情況下，他還得使用拉麵店特有的大鍋子，聽說使用時還有固定的動作，從右邊抬起來倒下左邊。也由於如此，腰部的負擔更加重，終於引發了赫尼亞症。要治療之前，先得進行拉塞格氏測驗，結果呈陽性。

在仰臥躺下的狀態下左腳舉不起來，且左腳的拇趾無法後屈。因此便由此慎重地進行輕度的平衡療法。結果，原本沒有辦法踩到地板的左腳，治療之後馬上痊癒了。此時，正本先生在治療上已獲得了信心，因此便馬上辦理出院手續，而專心一意地接受我的治療。

第二天，他的左腳拇趾會動了，之後患部都順利地恢復了，到了我所保證的第二個星期，他便回到了工作崗位。正本先生真是高興至極。

第二章

平衡的調整為健康的重點

●人體原有的自癒力

第一章裡介紹的是藉著平衡療法使某些症狀戲劇性地痊癒的病例。下面要介紹為什麼藉著平衡療法能治好這些疾病。首先先來探討何謂健康？何謂疾病？何謂痊癒？

患了疾病的人渴望能早日痊癒，這也是人之常情，可是其實身體本身也想快點痊癒。

例如，身上有切傷時，身體會有什麼反應呢？我們雖然沒有下達命令，可是血小板卻會自動使血液凝固、塞住傷口，在不知不覺中形成了小瘡痂，相信大多數人都有過這樣的親身體驗。

骨折的情況也一樣，雖然無法靠我們的意識掌握復原的情形，但在皮膚和肌肉之下，骨頭會自然癒合起來。雖然這是我們身體自己的力量，但其治癒能力實在令人驚嘆。

身體能夠自然治好疾病的能力稱自然治癒力。

在我們不加以理會時，多半的小疾病都能靠著自然治癒力治好，有時，反而因我們過度的擔心，會阻礙了自然治癒力的發揮。

以切傷的例子來說，如果不加以理會的話，傷口很快就會結痂，可是如果因為看到流血而心生恐懼的話，傷口反而會裂開，出血更嚴重。

疼痛時心裡產生不安的情形也是一樣的，由於心情的不安，會使肌肉產生緊張，而使肌肉束縛身體。由於如此，血液循環也會惡化，以致患部恢復延遲。

既然身體有自然治癒力，就要使其功能充分地發揮才行，必須相信身體的力量，即使疼痛，也要想：「身體正在奮鬥當中，加油！」這樣讚美並信賴自己的身體才行。

●所謂的健康就是自然治癒力強

人體具有自然治癒力就意味著人體在原則上能維持著健康的狀態。

何謂健康？應該如何定義才好呢？

翻開手邊的字典，上面寫著：「無病、強壯、精通。」等，那麽到底何謂強壯呢？查字典卻發現是：「不容易損壞。」

如此看來，所謂「健康」則意味著不生病或沒有受傷的身體。可是真的是這樣嗎？實在是令人懷疑。因為要達到完美無缺的身體狀態，幾乎是不可能的。

如果以這樣的定義來看，所謂的健康就成為永遠無法實現的理想了。這樣的說法令人無法信服。

字典中記載的另一個對健康的解釋「精通」，到底是什麼意思？查字典的結果是：「對事物熟悉、精明」的意思。因此，健康可解釋為：「對疾病有免疫能力、易痊癒、對事故能精明對應，進而預防傷害。」這種解釋方法，比較接近了健康的形象。

其實健康並不是不生病的意思，而是指生病時的治癒能力大又強的意思，可以客觀地這樣解釋。

例如，健康的孩子感冒時也會發高燒，因為這是要將怕熱的感冒細菌排出體外的正常生理防禦反應。因此不必將發熱的患者看成是病人，只要加以留意其情況，高燒的情況在一、二天之內很快就會痊癒。

但是身體喪失平衡、不健康的大人患感冒時，並不會發高燒，但卻一直持續著微熱的狀態，而給予他人不健康的印象。

並非發高燒疾病就嚴重，微熱就表示疾病輕。而是因為治癒力較強，在痊癒的過程中，症狀反而會明顯呈現出來。由這個角度來看，所謂的健康可解釋為對某些事故有積極挑戰，並充分對應的能力之身體狀態。

身體的自然治癒力強，態度就積極。無論發生任何事都不會耿耿於懷，若能保持平常心，自然對美的對象就能感覺美，早上起床看到蔚藍的天空就感到舒暢，對工作也能積極進取。能每天過著這樣的生活，也就能保持健康。

●身體和心理的偏差是造成疾病的原因

我們的身體無時無刻不在對一切處境發揮全力來對應。

可是有時想發揮最大力量也無能為力，也就是無法充分發揮自然治癒力的情形，到底是什麼阻礙了自然治癒力的發揮呢？

那就是身體平衡的喪失。

平衡的喪失意味著身體產生了偏差的狀態，例如，身體的任一部位使用過度，就會積存著疲勞，而使肌肉產生僵硬。因此便會使得其他部位的肌肉功能受到影響而負擔加重。由於這種壓力會使得心裡產生不安，會妨礙內臟和骨骼的作用等種種連鎖反應，最後終於使得身體的機能微妙地發生異常。

由於如此便會抑制了人體原有的自然治癒力，而引起各種疾病和傷害。

人體原本就是由骨骼、肌肉、內臟、皮膚等構成要素，複雜而微妙地組合而成的。同時還會受到眼睛所看不到的心理作用的影響。

也就是包含心理的機能在內的全體，成為一種調和體才是人的本質。此調合體能保持良好的平衡狀態時，身體就能被活性化，自然就能充分的發揮治癒力。營養和人的感情一樣。只要有偏差，就會產生不良的影響。

因此避免身心產生偏差，才是維持健康的祕訣。作者透過本書所要強調的重點就在此。為了調整身體平衡所提倡的具體方法，也就是平衡療法。

我們所要追求的理想，就是生活起居的一切和心態方面，都能合於平衡療法之原理。本來人要生存下去就是不容易的事，隨時都得和會使身體喪失平衡的偏差搏鬥。但是只要經常自我修整偏差，就能排除異常，更快意地生活。

●健康不能僅靠維持

目前全世界都響起了一片健康的熱潮。在書籍和雜誌上都紛紛介紹各種自然食品、卡路里計算，以及各式各樣的瘦身美體健康法。

這是一個不同於以前的，多數人關懷健康生活的時代。「這種習慣對健康不好」、「吃這種東西對健康不好」、「一天至少要睡多少小時」等等，神經過敏的聲音也越來越多。從相反的角度來看，也暗示著現代人多麼的不健康。

令人覺得現代人為了維持健康，已變得過於神經質，有關身體方面的數據統計和方法論也錯綜複雜，好像對健康的維持太過不實際。

事實上，想要維持對事物的執著心，更會產生新的緊張，而造成壓力。

一心一意想要維持身體的健康而耗費精神，會使心情無法從容不迫，也無法放鬆。由於如此，精神上的健康更會發生問題。

只是遇到身體不良的狀況，就無法再過著健康的生活，也是不對的。

其實即使吃下一些毒，身體也能加以抵抗的，努力維持健康才是最重要的。

本來人類就對環境的順應力很強，是在任何地域都能生存的動物。仔細想想赤道下的熱帶地域一直到北極圈的土地帶，人類種族能夠如此在廣大的地域居住，是其他動物無法比擬的。

例如，住在植物也無法生長的北極地區的愛斯基摩人，他們都是靠著生吃海豹等動物的內臟，以補充維他命的。為什麼會有那樣的飲食文化呢？其實是身體需要維他命所造成的。這種需求能從食用生的動物內臟得到滿足，也就是愛斯基摩人為了能在環境中生存下去，順應自然的形態而產生的特別之飲食文化。

他們並非靠著知識在求生存，而是坦誠地順從身體慾求而已。

我們現代人太過依賴眼睛和耳朵所獲得的資訊，而忽略了身體本身的情況。為了健康而服用鈣劑和維他命時，如果身體不是真正的需要，就不會加以吸收且幾乎都排於體外。

現代人已喪失了補給身體必要之營養素的能力，這是因現代人過於遠離自然，而喪失了身體平衡所造成的。

因此，還是得攝取身體必須的營養素，以及能夠完全吸收身體所攝取的營養才是最重要的。

原本人的身體就具有攝取目前所需營養素的本能，這也是人類的身體能夠保持平衡功能的原因。我認為這也就是生命的本質。

仔細聆聽身體需求的聲音，也就是維持身心平衡的態度。

●心能安定，自然治癒力就強

剛才曾經提到身體需求的聲音，確實只要仔細地聆聽，就會發現身體真的會發出各種聲音，如果你無法聽到表示你太獨斷了，不想理解自己身體的語言。

例如，疼痛就是身體所發出的訊息之一。

如果你無法感覺到身體疼痛的話會如何呢?例如，關節脫離、脫臼都沒有加以察覺，而繼續酷使身體的話，最後就會動彈不得。

如果受傷了卻沒有發覺出血，最後就會失血過多而死。

人的疼痛就表示身體亮起了紅燈，也就是身體開始朝向治療疾病或受傷處的行動。

舉例來說，將自然治癒力看作道路的修補工事，疼痛就像是從工事現場所發出的噪音，如果認為噪音太吵了，而將工事停頓下來，道路損壞的部份將一直無法修好。

因此，疼痛的部位能夠明確地呈現出來是最好的，這表示身體已經清楚地了解應治療的部位。

瞭解了疼痛的感覺和部位，又知道如何使用身體，就要找出使其輕鬆的方向。不要焦急，要儘量使用輕鬆的方法靜靜的等待，身體的結構必定會有良好的改善。

疼痛可比喻為工事的噪音，將建材搬運到現場的運輸道路可比喻為血管；由於疼痛而使心裡產生不安會造成身體的緊張，使血管收縮而導致血液循環不良，就好比運輸道路發生交通阻塞的狀況。這時建材就好比營養分，便很難送到現場，而造成工事的延誤。

為了提高身體的自然治癒力，還是以放鬆心情最重要，對於疼痛不必害怕。

依據人體結構來看，任何一種強烈的疼痛，事後都會被遺忘。即使有人說：「當時的疼痛真令人難以忘懷。」如果回憶當時的情況，實際上身體並不會產生同樣的疼痛。

如果我們一直對疼痛的感覺無法忘懷的話，女性就不敢連續生好幾個孩子了。

聽說剛生完第一胎之後，多半的媽媽都會因為疼痛而抱怨不敢再生孩子了。

可是這種疼痛的感覺很快就會被遺忘了，然後又生下了第二胎，由於如此，人類才能不斷的綿延。疼痛的感覺一旦成為過去，馬上就會被忘記，所以不必害怕。

●學習獅子的放鬆姿勢

「身體喪失平衡是不是平日的姿勢不良所造成的？」有些患者會這樣天真的問。

其實姿勢和壓力有關係。例如，當精神集中於工作時，自然會採取穩定身體的姿勢，而能儘情發揮身體的機能。在這種情形下，即使長時間的工作也不會有強烈的壓力。

可是從事自己不喜歡的工作時，姿勢容易懶散，身體便會產生緊張而喪失平衡，這時身體就需要好好放鬆了。

但是在這種情形下，心理上難免會堆積了許多壓力。有些人為了消除這些壓力，反而會玩樂過度或熬夜。

這時身體雖然稍微獲得了休息卻無法放鬆，因此夠鬆弛緊張。在這種喪失平衡的情形下再繼續工作，便容易招致疾病。

雖然我們從小常被教導要保持良好的姿勢，卻無法了解自己平常的姿勢到底是怎樣的。所謂的姿勢的好壞到底是怎樣一回事呢？是否有絕對好的姿勢和壞的姿勢的分別呢？這一點值得我們深入檢討。

在第一章裡曾提過聲樂家的理想基本姿勢。但是不是經常維持那樣的姿勢就好了呢？本來人就無法在一天中一直維持固定的姿勢的。在一整天中一直維持一定的姿勢，反而會使身體很疲勞。在一天的時間中，有時工作、有時休息，應該看情況採取適當的姿勢才對。

其訣竅可模仿自然界的動物，各位可看看君臨非洲大草原之獅子的姿勢。

獅子追捕獵物時的姿勢十分優雅又有彈性，其奔跑的動作也是很完美的，可說沒有一隻獅子奔跑的姿勢是不美的。

可是，當狩獵結束，享受過獵物後，休息時的獅子又會擺出什麼樣的姿勢呢？這時牠已完全卸下百獸之王的面目，而以輕鬆的姿勢躺下，肌肉完全地鬆弛，皮膚上肩胛骨的痕跡清晰可見。

這種工作與休息的清楚劃分，能夠活用在身體的機能上是最重要的，可是現代人好像缺乏這樣的區格。

再說回基本姿勢的問題，不管工作也好、運動也好，能應用適於其作業性質的良好姿勢是最重要的，如果姿勢不好，身體的負擔會加重，以這種姿勢長期工作的話，身體就會喪失平衡，如果運動時基本動作混亂，也容易招致傷害。

因此，工作時採取能夠適應作業內容的姿態對身體是有益的，休息時好好學習獅子放鬆的姿勢吧！

不管姿勢如何，儘量使肌肉弛緩地躺下來，才是身心放鬆的好方法，用工作的姿勢好好地工作，休息時則完全鬆懈下來，這種舒暢感是難以形容的。

休息時能將緊張完全排除，工作時才能充分發揮所長。

現在回答前面提過患者常問的問題，其實沒有所謂好的姿勢和壞的姿勢之分，而是工作時採取能適應工作內容的姿勢，休息時採取放鬆的姿勢，這才是身體平衡的重點。

●活用平衡療法的休閒活動

平時坐辦公桌工作的人，假日多去戶外活動比較能維身體的平衡。可是相反的，平日作勞動工作的，假日應該多讓身體休息，讀書也好、睡覺也好。

如果是從事接待客戶或人際關係壓力較重之工作的人，休假時應積極將瑣事拋在腦後，以聽音樂等輕鬆的方式來放鬆心情較好，不要把感情轉移到他人身上，而要觀照自己的內心。例如，作氣功或瑜伽術等效果較好。

相反的，工作內容較呆板或機械化的人，假日要多外出、多接受外界的刺激，才能恢復精神。像這樣在排除壓力的方法上多下工夫，就能提高休閒的效果，也就是能將平衡療法活用於生活當中。

雖然很多人有推不掉的應酬，有時連假日都不能按自己的計畫好好的休息；可是，最近許多公司已落實了週休二日制，要儘量挪出二天休假中的一天用來盡情放鬆，以調整自己身體的平衡才好。

●以骶骨來調整身體的平衡

繼續來探討姿勢的問題。

人類是哺乳類中唯一能以雙腳站立行走的動物。以物理學的觀點來看，這是值得驚嘆的舉動。因為以我們的腳底板來看，成人男子的平均尺寸為二十五・五公分，女性為二十三・五公分，只是這麼小的面積就能支撐身體並保持平衡，實在值得驚嘆。

此外，運動選手和舞蹈者能夠以身體來表現更美、更有力的動作，發揮人體強大的潛能，由此可見人類實在是上帝所創造的一件藝術品。

至於人類身體奇妙的平衡部位，則在腰下面的骶骨。

人體的中心是脊椎骨，而骶骨則是脊椎骨的根基，常可看到魔術師在掌中豎起了棒子，又在其上轉動著盤子，那根棒子就好像脊椎骨，而在其下方支撐著棒子，保持平衡的手掌則相當於骶骨。

有一次，我看到了解剖圖上的骶骨形態突然有了靈感，將骶骨的二種形態上下組合起來，會形成中國的傳統宇宙論之陰陽學主張——太極圖。

這也就意謂著骶骨是球體的一部份，其功能與球體相似，仔細思考就能了解胎兒是在母親的子宮中被骶骨所保護而孕育長大的。骶骨所形成的球體就好像一顆蛋一般。

這是一種象徵性的說法，人體的中心是球，球體的功能是對全體產生作用，為了要明瞭身體的活動，這樣的發現給我很大的啟示。

人類的頭部也是球狀，而腳下所踩的也是球形的大地——地球，在這二者中間則是骶骨形成的球體，從下面支持著漂浮在上面的頭部，而肉體只不過是連接著這三個球體之間的部份。

由這種理念就可輕易地掌握骶骨的重要性。

●骶骨的歪斜會造成身體的歪斜

接下來將以解剖學的概念來說明和肌肉有關的骶骨的重要性。

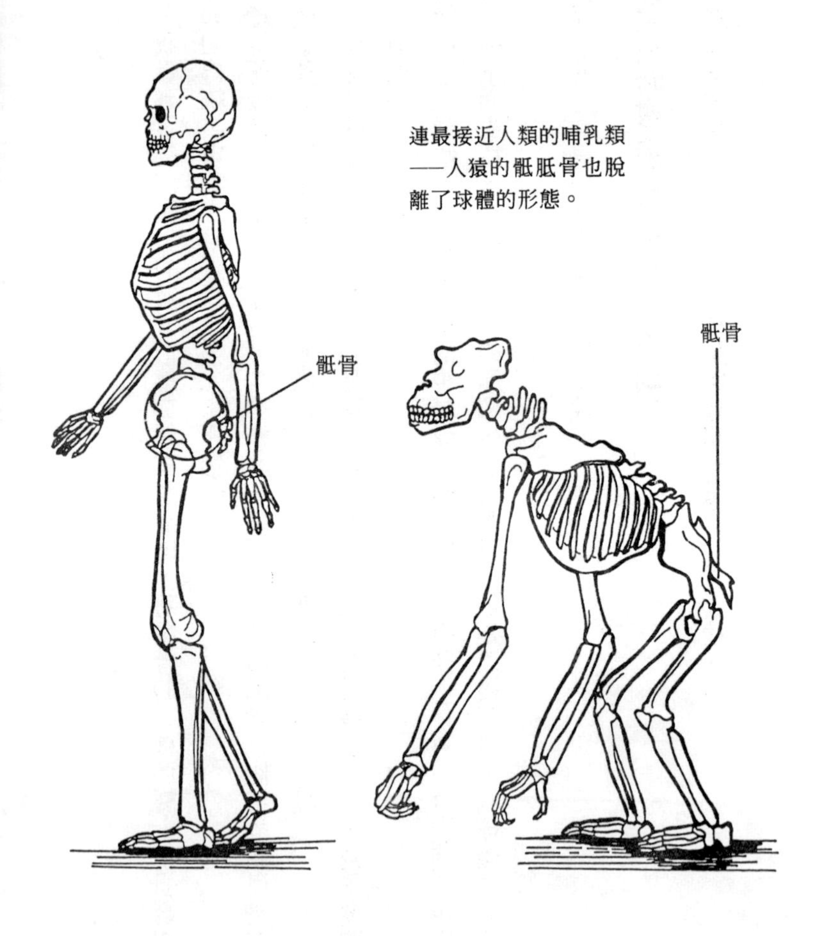

連最接近人類的哺乳類——人猿的骶胝骨也脫離了球體的形態。

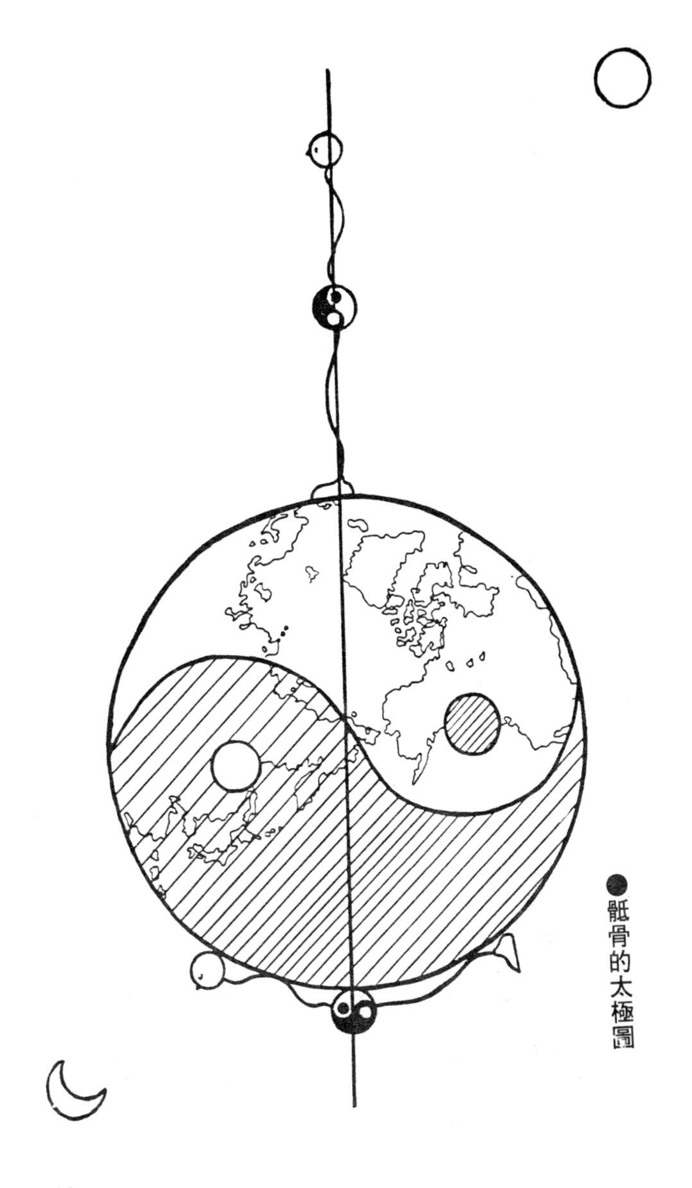

●骶骨的太極圖

脊椎骨能挺直必須依靠稱為豎棘肌的支撐脊椎骨的肌肉，這塊肌肉從骶骨開始伸展，連接了脊椎的全部。

有一塊肌肉將人體如胄甲般覆蓋起來，稱為背闊肌，它也和骶骨連接。手臂能活動是因有背闊肌的支撐，而手臂也和骶骨連接，使動作保持平衡。

此外，梨狀肌也是從骶骨伸展出來一直延伸到大腿骨內側，它是維持身體平衡時影響下半身動作的肌肉，梨狀肌的緊張是造成腰痛的原因之一。

由此看來，保持身體平衡的重要肌肉都和骶骨連接，這就是我認爲骶骨是身體中心的根據之一。這並非是我個人的想法，日本和中國的傳統武術雖然表現方法不同，但都是將力量由骶骨傳到全身為理想的。

我本身學過少林寺拳法，也看過合氣道高人的技術，發現個子矮小的老人竟然可以在沒有強烈活動身體的情況下，以猛烈的力量摔倒別人，這就以骶骨為中心發揮力量的方法。

以前的人不太注重肌肉的鍛鍊，因此有人說他們比現代人虛弱，可是實際上，他們卻是更機能性地訓練身體。身體並不是只藉著鍛鍊肌肉就能強健的。

如果我們觀看背脊挺直的人的側面，會發現其呈現的是「Ｓ」形的彎曲，稱為靜態的彎曲，這曲線會形成緩衝作用，以免身體遭到衝擊。

因此，屬於身體根基的骶骨之角度如果發生傾斜，這種靜態的彎曲就會發生歪斜，而無法發生緩衝作用。由於如此，身體為了保持緩衝作用，就會在別的地方產生側彎（補正的側彎），這也就是造成疾病和傷害的原因。

平衡療法相當重視骶骨的平衡修正，其原因就在此。

●提倡身體環保

身體也是一個小宇宙，其中一個部位發生異常就會影響全身，但某些異常都能靠著自己的力量調整，而發揮保護全體的功能。

就像大自然以其力量維持著動植物、礦物、水、空氣等大地的要素之平衡，孕育著一切生命一般。我們的身體也是一種複雜而美麗的調和體，孕育著每個人的生命。

可悲的是，人類發現自然維持平衡的作用是最近的事。許多人都認為和整個地球相比，這根本微不足道，而自我安慰：「這種程度應該不會有問題。」且不斷地破壞大自然。

的確，大自然的治癒力也是很強的，即使受到很大的傷害也不會停止孕育生命，直到最近，人類才發現自己自私的破壞行為，已經開始威脅到地球的自然治癒力。

這時人們才驚覺如果再繼續破壞自然的話，就無法再生存下去了，而開始提倡環境保護的工作。

雖然目前環境保護工作進行得還不是很理想，可是人類為了再次提高地球的自然治癒力，已經著手進行恢復自然平衡的活動，可說是對地球開始進行了平衡療法。

其實人的身體也是一樣的，稍微喪失平衡時，自然治癒力便會使之恢復。但如果負擔過大，自然治癒力便無法充分發揮，而產生了疾病。

因此，所謂的健康就是有關身體的環境問題，如何保持身體的環境平衡，才是維護健康的重要課題。

於是我將這種理念稱為「身體環保」，將它納為地球環境問題的一部份來探討。

太過於執著身體的症狀時，心情便無法放鬆，對於美麗的大自然也會視而不見。

總而言之，應該一面藉著平衡療法來解決人體的環境問題，一面建立能夠愛惜自然的健康心態。

第三章

平衡療法的結構

●平衡療法為集東方醫學之大成

我所主張的身體平衡之重要性，相信各位已經都了解了。接下來我要說明我為什麼要提倡平衡療法和平衡診斷。

東方醫學是將身體視為一調合體的整體醫學，也是防範疾病於未然的預防醫學，但還是有不少治療師只注重對症療法（針對呈現於外在之症狀加以抑制的治療法）。雖然對症療法也很重要，但是如果只施行對症療法，就喪失了東方醫學的意義。身體的那一部位疼痛，就針對那個部位施灸、扎針或矯正，這種方式太過於狹隘，並非根本的治療方法。

東方醫學是注重疾病之預防的，不管疾病的症狀如何，要將其視為一調和體之全體的疾病，藉由調整患者本身能量的流通，使其朝好的方向治療，這樣的根本療法稱為「本治法」，也就是改善體質，使其朝好的導向之治療法。

對症療法也是很重要的，但是先觀察身體的狀況，提高其生命力更爲重要，然後再治療疼痛部位的症狀，這才是正確的治療程序，我所開發的平衡療法就是回歸於東方醫學基礎之本治法的一種療法。

●順其自然才有效果

各位是否有過彎腰回頭時，感到身體很僵硬的感覺？

其實這種僵硬是肌肉的緊張或皮膚過於緊繃所造成的。為了將這種僵硬自然地排除掉，必須將身體轉向不會僵硬的方向，進行伸展運動來加以矯正才行。

矯正這個用詞會聯想到是用力量的強迫動作，但事實上是轉向輕鬆方向的操作，絕不會疼痛或勉強。由於身體原本就具有自然治癒力，很快就會逐漸恢復平衡。

這就是平衡療法。

●只是觸摸就能改善症狀的平衡療法的祕密

人的皮膚非常敏感，只是輕輕觸摸，就會使其放鬆下來或是感到緊張，對於疼痛的部位，人會自然的伸手去觸摸而使疼痛的程度稍稍緩和。但是對於全身都能產生作用的平衡療法，並不是觸摸任何地方都會有效果，這點是十分重要的觀念。

這部位的僵硬，影響全身的點在於頸椎的下部與脊椎骨的最下方之骶骨，這二個重點。

連接脊椎的這二個重點，具有支撐身體之重要功能。由於如此，也特別容易產生僵硬，對全身的影響也很大。

治療的方法也是手按這二個重點，臉朝向較不會感到僵硬的方向深呼吸，藉著吸氣造成緊張的狀態，吐氣則放鬆。平衡療法的目的是要排除身體的僵硬，因此放鬆的動作十分重要。藉著這種療法就能夠使僵硬的頸部和腰部恢復自然的運動。

●人體當中有中心

地球和太陽一直保持著適當的距離，形成陽光、水、空氣俱足的人類可生存的環境。然而，想要在環境中生活下去，最重要的就是要有「生存下去」的正面意念。這樣的說法也許過於抽象，不易理解，但事實上這種正面的意念就位於人類的身體中心，也就是呈現原始生命力及保存種族能量的地方。

到底存有正面意念的人體的中心在那裡呢?下面會介紹各位陌生的人體各部位的名稱。可能會帶給各位一些困擾，不過我們還是先要了解人體是如何形成的。

人體中心有脊椎骨，其上承受著頭，載有頭蓋骨，在其中有腦和脊髓。因此人體的中心是指頭部，包括其中的腦和脊椎骨中的脊髓。

然而從脊髓懸吊著內臟，從心臟到身體的各角落都佈滿血管，以維持生命的功能。而將這些全部包圍起來的就是皮膚，皮膚上有體毛，體毛在身體外側對應環境的變化，以保護身體的內部。皮膚可說是包圍身體的高性能大衣。

此外，還有肉眼看不到的能量（又稱為氣）包圍著皮膚，將其圍繞起來。

像這樣人體中心的腦和脊髓產生的生存下去的正面意念，並由皮膚和氣包圍著這個生命體，使生命存續下去。

●人體的構造中有治療的訊號

從側面看人體站立的姿勢，脊椎骨彎曲如S型是最理想的，稱為靜態的彎曲。

現在從耳後垂直畫下一條重心線貫穿「靜態的彎曲」。這條重心線和脊椎骨的接點有四處。由上而下依序是：頭和頸椎（頸部的骨）的接點、頸椎和胸椎（肋骨部份的脊椎）的接點、胸椎和腰椎（腰部的骨）的接點，最下面則是承載一切又支撐著骨盤的骶骼關節。

重心線和四個重點交接時，脊椎骨的每一部份都能順暢地活動，保持著平衡，脊髓神經的負擔也輕，頭部也能安定地支撐著。

觀察這四個接點會覺得很有趣，第一個接點是頸的骨部回轉角度最大的部位，第二個接點則是撐住上方的部位，第三個接點則是脊椎骨中回轉角度最大的部位，第四個接點則支撐著全部的脊椎骨。

因此，人體保持平衡的姿勢是支撐的重點和活動的重點在同一線上時最安定。

這就好比公司的營業和企劃等桌上作業的關係，桌上作業看起來很簡單，可是如果缺少了這部門，公司便無法成立。

舉例來說，人體好比一家賣電腦的公司，首先考慮要推出之電腦的規模、性能、價格、用途等，再考量那一種規模要銷售給那一種業種，然後再開會研討要如何接觸購買者。

營業部門再根據會議所決定的營業方針，與各個客戶訂立販賣契約，為了實行販賣契約，必須事先把商品從工廠取出，為了交貨則必須進行微細的傳票作業。

依據這種桌上作業所決定而進行的營業方式，將其結果又送回桌上作業而不斷地反覆推行。也就是說，桌上作業擔任著固定場所作業的根據地支撐著營養工作，營業部門則靠著根據地的支援力量，依據其方針進行活動，雖然桌上作業和營業部門所負責的工作內容各不相同，但其追求的目標則是一致的——提高銷售額。

以身體為比喻，桌上作業是支撐的重點，營業則是活動的重點，如果這二個重點的作用都在同一線上時，就可說是工作進行順利。

家庭也一樣，妻子擔任著協助丈夫的角色，當兩人都站在同一線上時，家庭才會圓滿。

人體的結構即是以支撐重點和活動重點為關鍵。

●支撐身體的肌肉與脊椎骨的附著處為重點

話又說回脊椎，人體能夠健康的活動，脊椎骨的二個支撐擔任著重要的角色，能使這二個重點平衡，人體的活動則能順利無礙。

可是脊椎沒有自立性，不能只靠脊椎骨站立，必須再加上肌肉的支撐。肌肉對於脊椎骨的支撐力量是不可忽視的。

現在來觀察支撐脊椎骨的肌肉。背部有將全體如甲冑般保護著的斜方肌和背闊肌。觀察過二塊肌肉和脊椎骨的附著點，會發覺相當有趣。

斜方肌剛好位於頸部大幅度回轉時活動之部位，身體以大動作回轉時的活動部位就是附

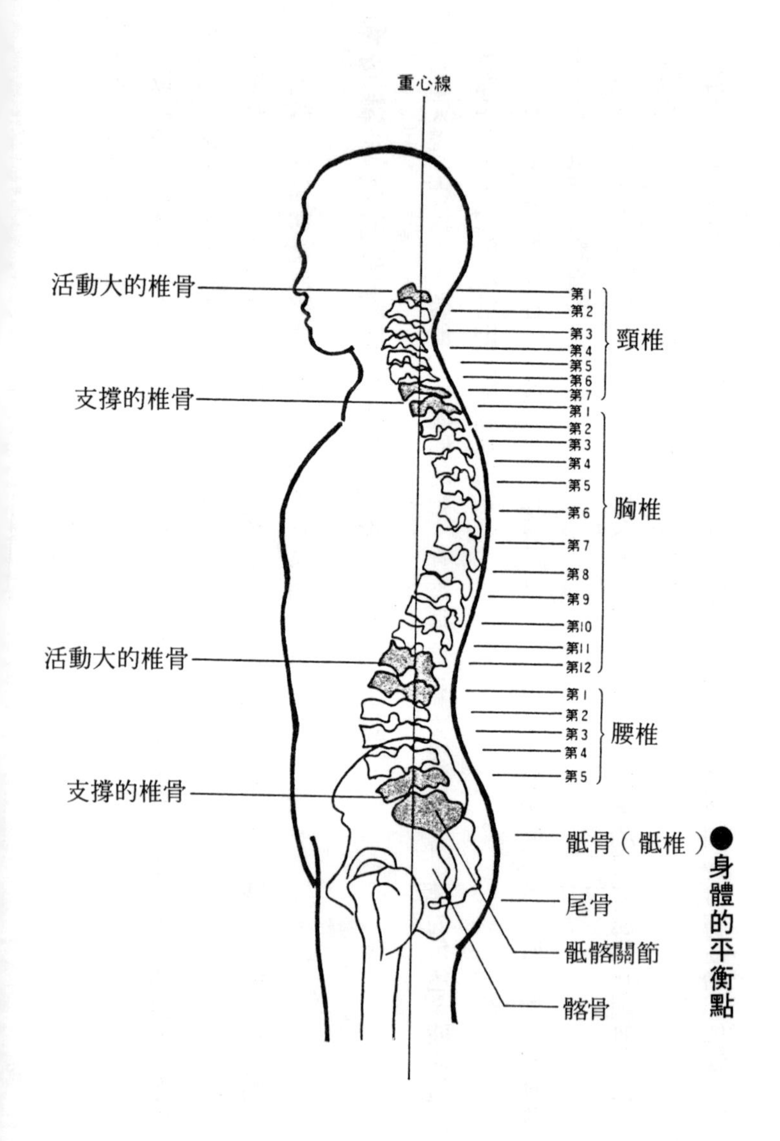
重心線
活動大的椎骨
支撐的椎骨
活動大的椎骨
支撐的椎骨
第1
第2
第3
第4
第5
第6
第7
頸椎
第1
第2
第3
第4
第5
第6
第7
第8
第9
第10
第11
第12
胸椎
第1
第2
第3
第4
第5
腰椎
骶骨（骶椎）
尾骨
骶髂關節
髂骨

●身體的平衡點

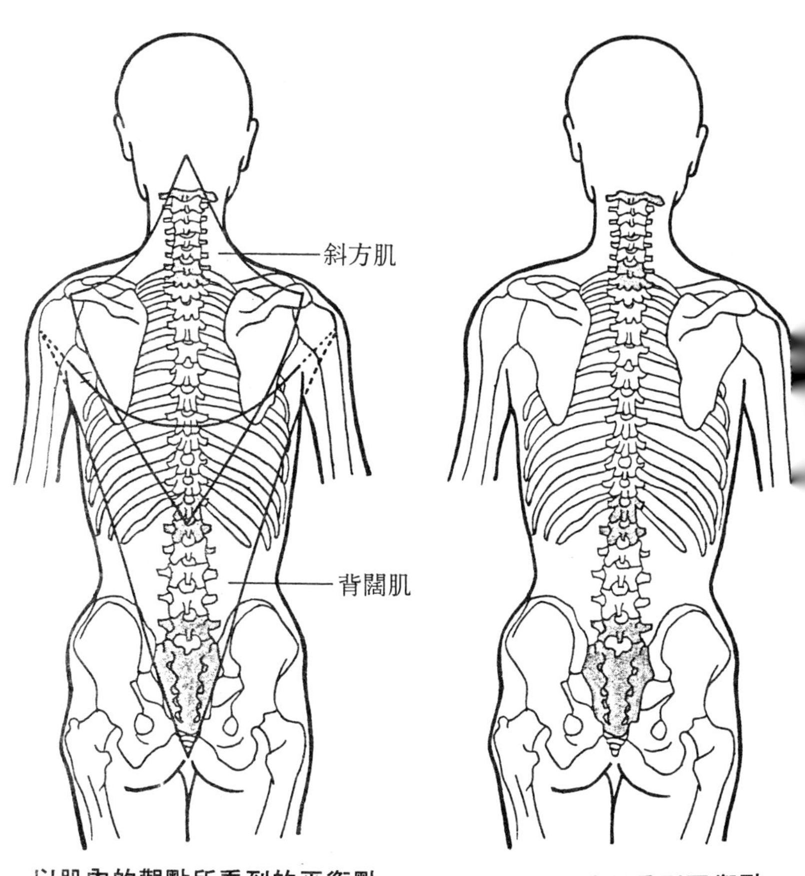

以肌肉的觀點所看到的平衡點

以骨骼的觀點所看到平衡點

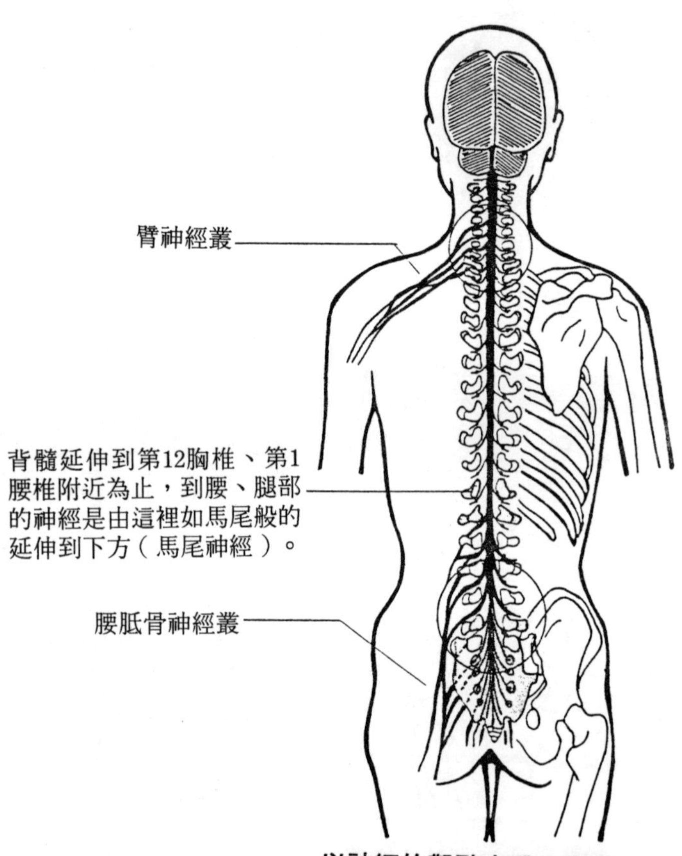

以神經的觀點來看平衡點

著點。而另一個背闊肌和脊椎骨的附著點，則延伸到支撐全部脊椎的骶骨到上肱骨的部位。

人體是依靠支撐身體的這兩大塊肌肉的平衡機能，才能維持身體的正常活動的。

由以上的說明來看，就能了解頸部根部的支點和腰椎至骶骨的重點，這二點是身體重要的平衡點。

將腦部的命令傳達到肌肉的是神經，但延伸到手的神經叢的臂叢剛好在頸的根部，延伸腳部到腿部的神經叢的腰骶骨神經叢，也在腰椎到骶骨這二個重點。由此可見，這二個重點才是調整好身體平衡的基本治療重點。

更簡單的，可將身體比喻為建築物，支撐身體的二個重點是地基，地基當然不能傾斜或搖晃。可是人體和建築物的差別在於人是動物，經常要活動同時要保持平衡。支撐的重點太過於緊張，就會喪失身體的平衡。因此必須進行某程度的充裕，但中心卻很穩固的療法才行。也就是說排除包圍身體的皮膚僵硬才是最重要的。

●皮膚支配肌肉

當你想收藏重要的物品時會如何處置呢?可能會包在布裡或裝入木箱之中，人的身體也一樣。在脊椎周圍有肌肉，肌肉周圍則有皮膚，保護著內部，皮膚經常暴露於外氣中，外氣由溫度、溼度、等要素構成，而影響著皮膚。同時，皮膚因自律神經的作用而易受精神的影響，稍一緊張就會發硬。

我們雖然不能直接觸摸到肌肉，但是卻可觸摸到皮膚，因此便可藉著平衡療法，緩和皮膚的僵硬。

●消除皮膚的僵硬也能消除肌肉的僵硬

我們曾討論過脊椎、肌肉、皮膚的各種情形。不過，人體能有彈性的活動到底是何種狀態呢?那就是脊椎骨有可動性，而肌肉也是有彈性，同時包圍肌肉的皮膚也要有充分的彈性最重要。如果包圍肌肉的皮膚產生僵硬時會如何呢?當然會壓迫到內部的肌肉，而造成肌肉的僵硬，進而束縛住關節。因此，皮膚能夠排除其僵硬，才能使身體的活動自如。

像這樣的平衡療法是注重脊椎、肌肉、皮膚的重點，而調整身體平衡的方法。藉由在皮膚上的碰觸，由外側進行療法調整全身的平衡。

相信各位已經了解了平衡療法的大概結構了，在第四章中將有更具體的介紹。

第四章

能夠自己做的平衡療法

藉著平衡診斷發現身體的歪斜

自我平衡診斷基本型

扭轉身體找到較輕鬆的方向

接下來要介紹自己可進行的平衡療法之具體方法。

相信看過說明的人都會很訝異，真是這麼簡單嗎?然而，真的實際進行療法後，對於其效果各位可能會再度吃驚。

希望各位能親自體驗到這種神奇的效果，並且隨時可輕易做到，使身體感到舒暢，這就是平衡療法的最大特點。

前面也說明過，平衡療法可分為二階段（平衡診斷和平衡療法），現按順序加以解說。所謂的平衡診斷就是檢查自己的身體那一部分有歪斜的現象。當有自覺症狀時可做這種確認的工作，沒有自覺症狀時也可養成診斷的習慣，以便早期發現身體的不協調。

經常有些人以為自己沒有任何問題，但進行平衡診斷時才發現，右左的動作不協調，十分有意思。

診斷的重點就在於確認轉向那一方向時較輕鬆。這就是下階段所要進行之療法的重要依據。

確認的工作藉由腰和頸部兩個重點來進行。

診斷時可站立著、或坐在椅子上、或端坐在床上也能進行。但這裡先介紹站立時的診斷方式。

有疼痛和發炎症狀的人，應避免過度勉強。

頸部的診斷

①兩腳分開與肩同寬，站立著。二手舉高，做「萬歲」的姿勢。

②兩手高舉著，臉朝右轉動，記清楚轉動時頸部的感覺，然後臉轉回正面。

③以同樣的姿勢，將臉轉向左，確認頸部的感覺後，臉轉回正面。

臉轉向那一邊時頸部較輕鬆？將較易轉動的方向記下來。

轉動時速度過快或過慢，都不易掌握頸部的感覺，除非有相當嚴重的症狀之外，左右的差距並不會很清楚地呈現，多半都只能感到微弱的變化。

不要意識過強，自然地轉動頸部就好。這樣有僵硬感的人，才能察覺有障礙，或能轉動的幅度較小。反覆做幾次，以掌握自身的感覺。

●頸部的診斷

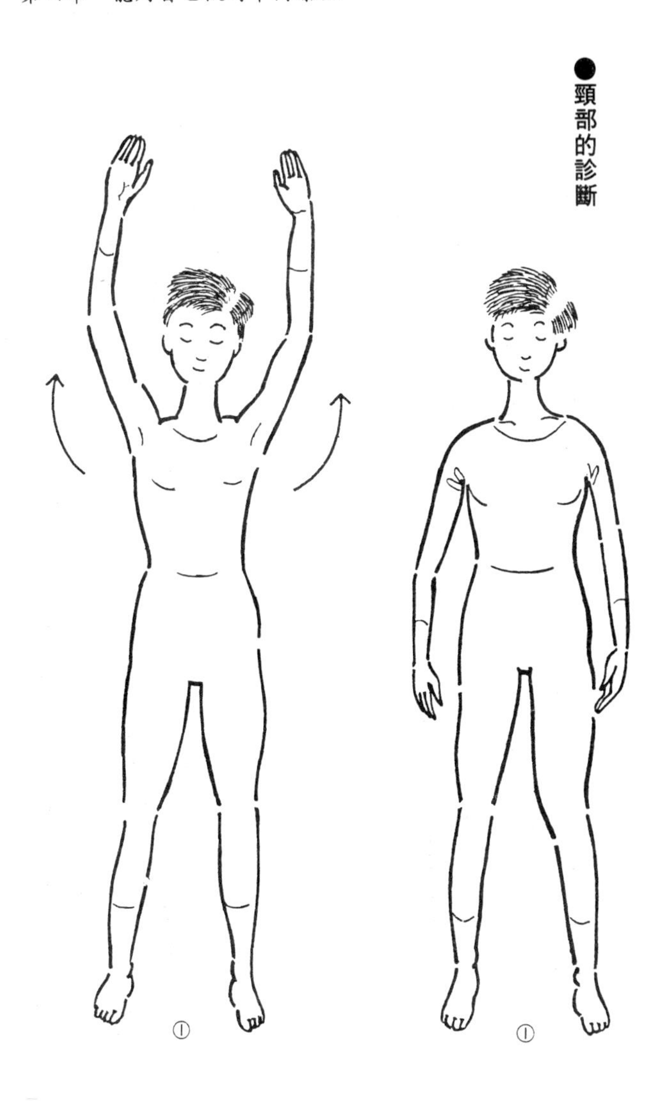

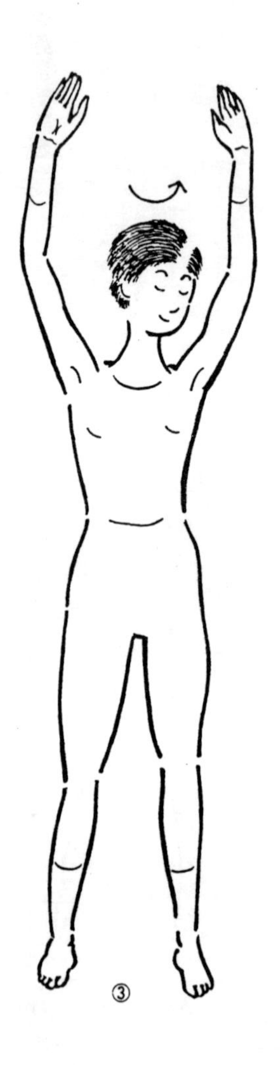
③

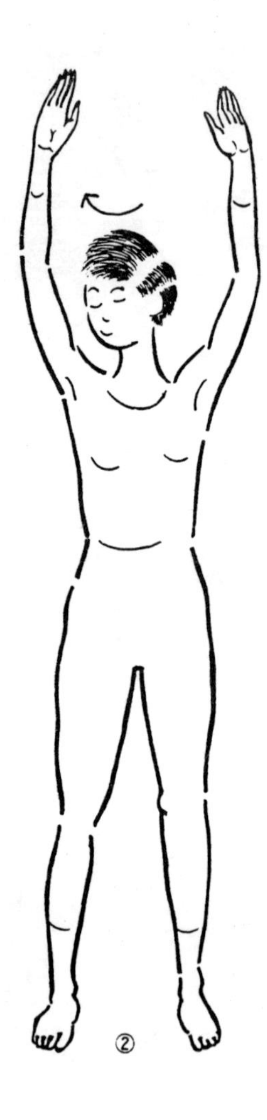
②

腰部的診斷

①和頸部的診斷方式一樣，以兩手高舉的姿勢站立。
②上半身扭向右邊，但下半身不動。
③身體轉回正面，接著扭向左邊。和轉動頸部時一樣，掌握那一邊比較容易轉動。
藉著以上的診斷，應該說已經了解了腰朝那一方向較易扭轉。有時頸部和腰都是向右比較易轉，或頸部是向右，腰部是向左較易轉，就表示身體有歪斜現象。
接下來是依據診斷的結果，進行平衡療法的矯正。

●腰部的診斷

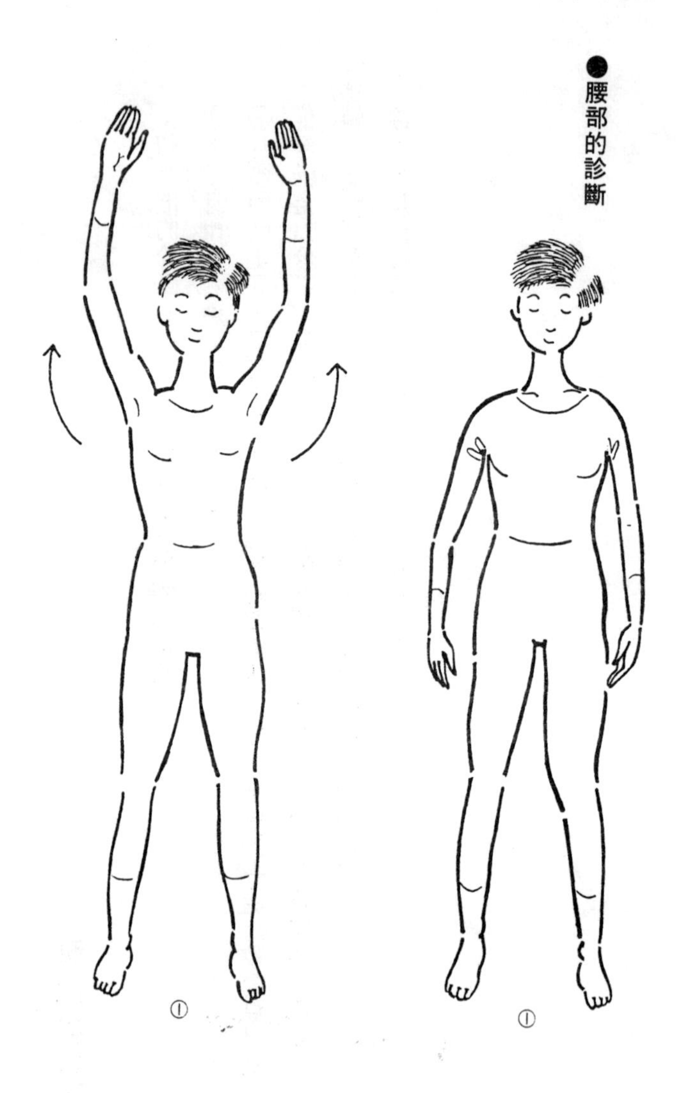

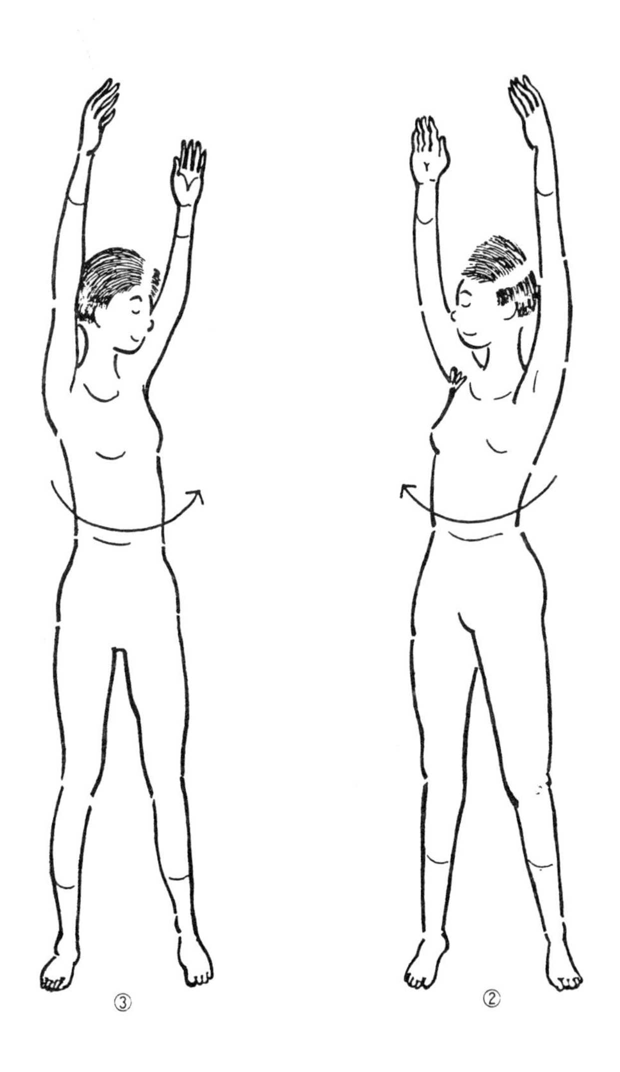
③
②

手不能舉起來時的診斷方法

接下來要說明手有舉不起來的症狀時的診斷方法。

這種情形下可進行以下的方法。

①兩手下垂，將身體扭向右邊及左邊。

②在轉身的狀態下，握緊拳頭再放開拳頭，必須要留意握拳時能否使力，是否能輕鬆地放開。

③然後朝向易握拳及放開的方向，扭轉頸部和腰部以進行療法。

平衡診斷的目的，就在於去發覺如何操作自己的身體，才能發揮力量。

●手舉不起來時的診斷方法

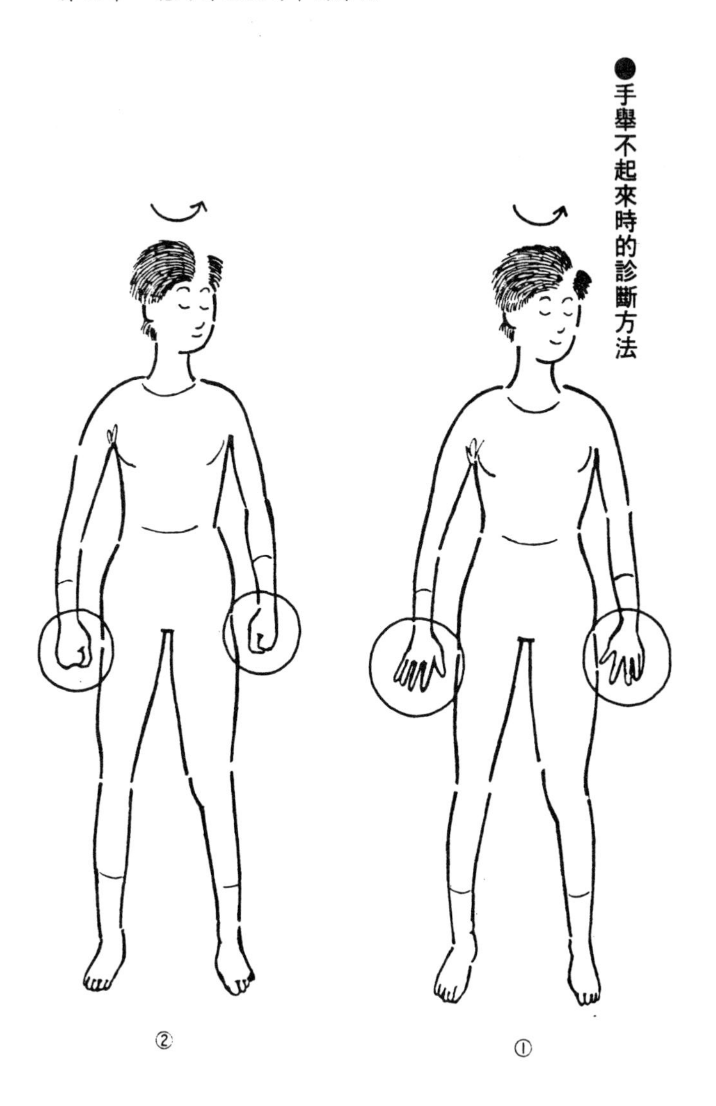

②　①

藉由平衡療法矯正身體的歪扭

自我平衡療法基本型

轉向易扭轉的方向而放鬆

再複習一次，平衡療法就是將頸部和腰轉向比較舒服的方向，利用呼吸法以消除皮膚和肌肉緊張的方法，藉著身體的放鬆來調整平衡。

一提到呼吸法，會使人覺得很困難。可是只是儘量的吸氣和吐氣而已，任何人都可以簡單做到。應留意的問題是這種療法的目的在於放鬆。所以不能勉強，應該配合自己的身體狀況，在可行的範圍內實行就好了。

頸部和腰易扭轉的方向相同時的療法

診斷的結果，頸部和腰部易扭轉的方向相同時的療法如何呢?為了清楚的說明，現在以易扭轉的方向為右作為例子。

①兩腳張開比肩稍寬站立。

②鼻子一面吸氣和吐氣，身體一面大幅度轉向右，頸部則轉向右後方，扭轉到界限時，把氣全部吐盡，不要用力，輕鬆的進行。

③維持這樣的姿態從鼻子大口吸氣。這時故意使身體緊張。緊張之後，再放鬆效果更好。

④將吸進的氣一口氣呼出，放鬆全身。姿勢維持不動，有時在力量放鬆的瞬間，身體會稍微回向正面。但是只是小幅度的回復，無所謂。接著扭轉到最大的限度部位即放鬆。

⑤維持此姿勢一會兒，保持無意識的狀態約七~八秒鐘，在這數秒的放鬆中，身體會活性化。也許會感到血液和氣的流動，如果感到身體有如流著熱水般的溫暖感覺，就表示處於良好的狀態。

⑥慢慢把身體回復到正面，結束療法。

●頸部和腰易扭轉的方向相同時的療法

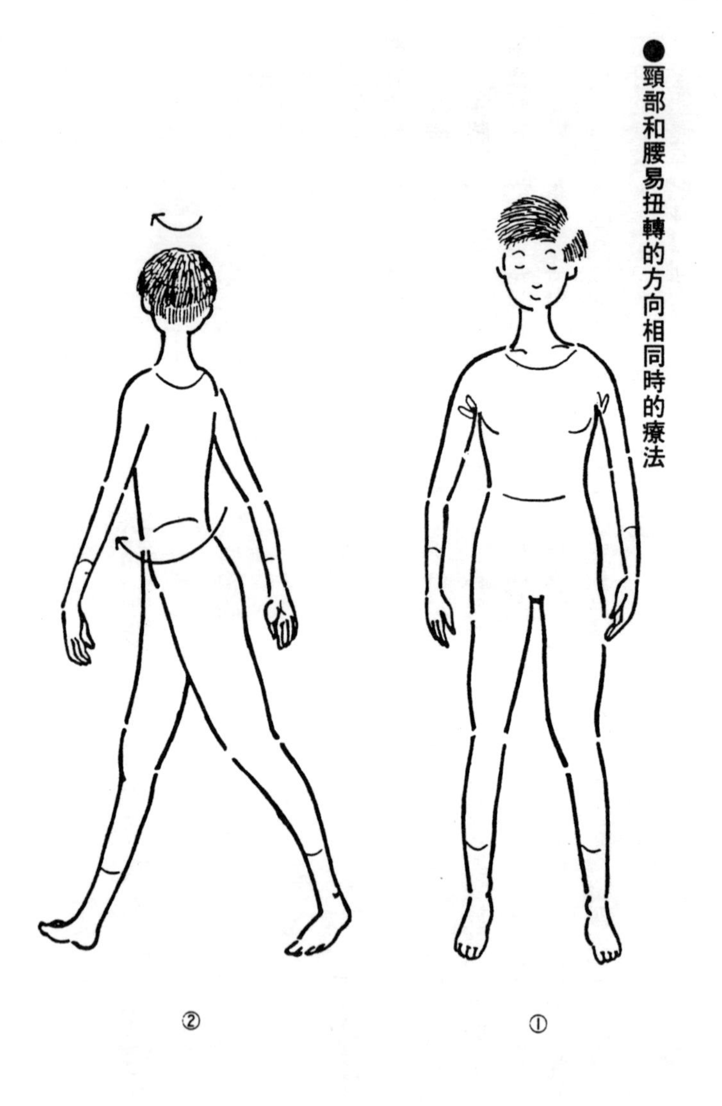

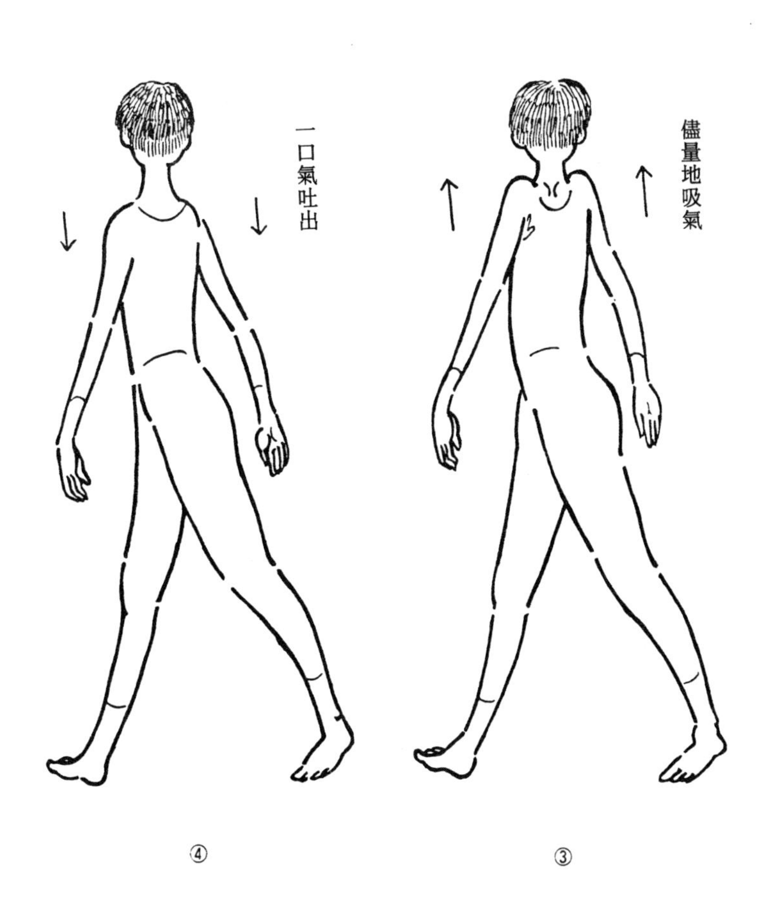
一口氣吐出
儘量地吸氣
④
③

頸部和腰易扭轉的方向相反時的療法

診斷結果，頸部和腰易扭轉的方向相反時的療法，現在以腰部易轉向右，頸部為左做說明。

①以和前面一樣的姿勢站立，盡量地吸氣。然後一面吐氣，一面將身體轉向右，扭轉到界限時，把氣吐盡。

②鼻子再度儘量吸氣，一面吐氣一面把頸部轉回左邊。身體則維持向右的狀態，使頸和腰朝不同方向的狀態。扭轉到界限時，把氣吐盡。

③維持身體向右，頸部向左的姿勢，用鼻子大量吸氣，然後故意使身體緊張。

④一口氣吐盡所吸進的氣，然後全身放鬆，保持和剛才一樣的姿勢約七～八秒，使身體活性化。

⑤身體慢慢回復到正面，結束療法，腳的位置始終不變。

●頸部和腰易扭轉的方向相反時的療法

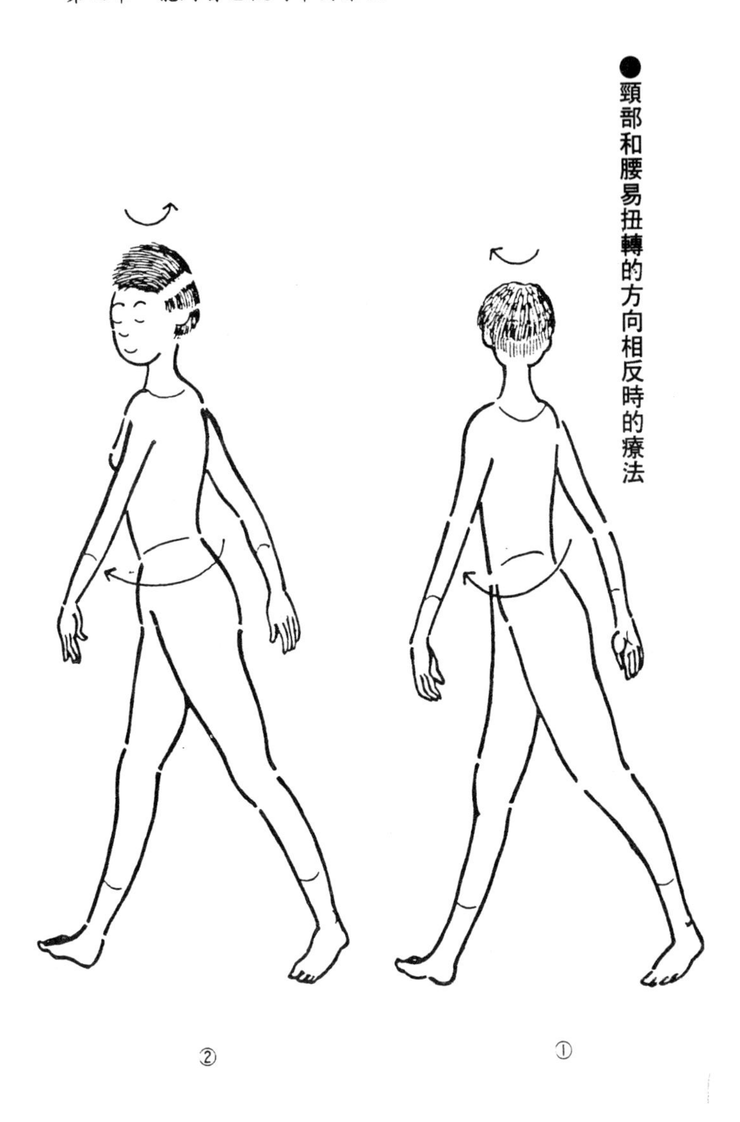

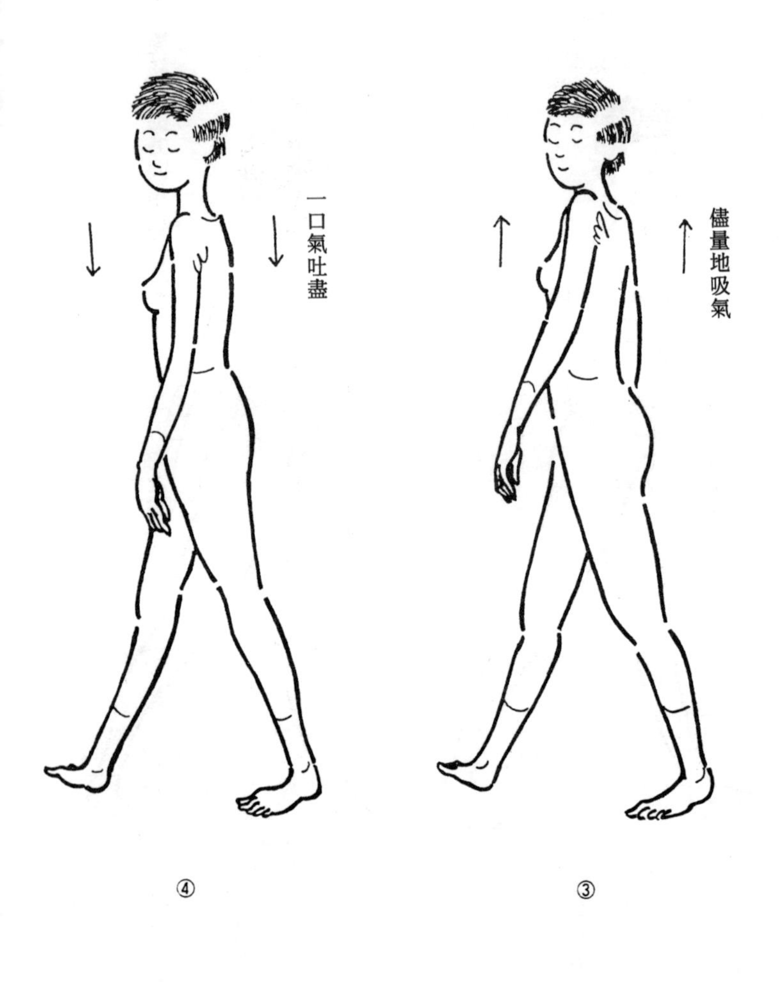
一口氣吐盡
儘量地吸氣
④
③

每天持續地做將形態加以正確化

療法結束之後為確認身體的歪斜是否已矯正好，可再一次進行平衡診斷。

進行的方法和前面一樣，去體會療法前後感覺有何變化。如果療法成功，轉向左右邊都會感覺一樣容易。

如果感覺沒有變化時，再一次進行療法。

但是只要重複做一次就好了，因為療法要每天持續做才能固定其形態，逐漸地正確化。

如果操之過急地想獲得效果，以錯誤的形態反覆做療法，反而會傷害身體。

藉著前屈運動使身體前後放鬆

前面介紹的是藉由療法改善身體左右的歪斜，接下來要進行消除緊張的放鬆法。此種療法必須做身體的前屈運動，因此腰有強烈疼痛時不要勉強地做。

①兩腳張開比肩寬站立。

②以此站立姿勢上半身向前彎曲，此時上半身放鬆，頸部和腰向前垂，感覺好像用一條繩子從腰懸吊起來一般。

下半身感覺像紮根於大地的狀態，膝的裡側伸直，稍微緊張，尾骨朝上，以腳拇指的拇指丘緊緊抓住大地。維持這種姿勢十～三十秒，如果覺得前屈的姿勢舒暢時，維持二～三分鐘即可。

這種前屈姿勢可藉由重力自然地牽引頸部和背的肌肉。

③～⑥輕輕放鬆膝部，慢慢地吸氣，好像頸的根部被繩子拉起一般，挺起身時吐一口氣，然後進行收功。

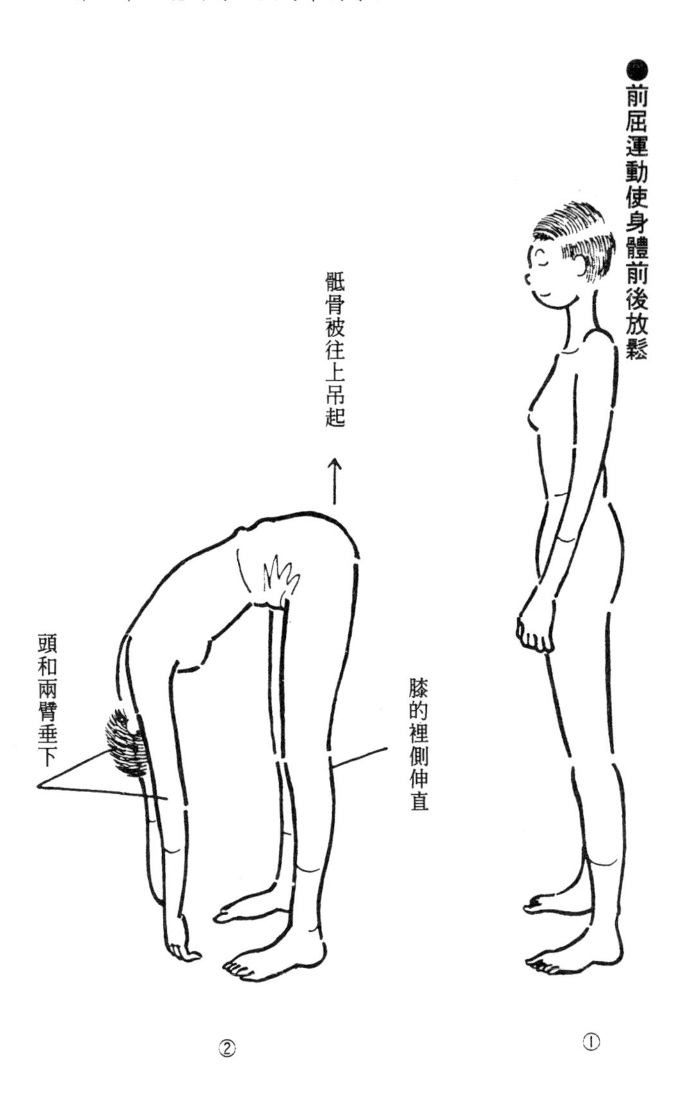
●前屈運動使身體前後放鬆
骶骨被往上吊起
頭和兩臂垂下
膝的裡側伸直
②
①

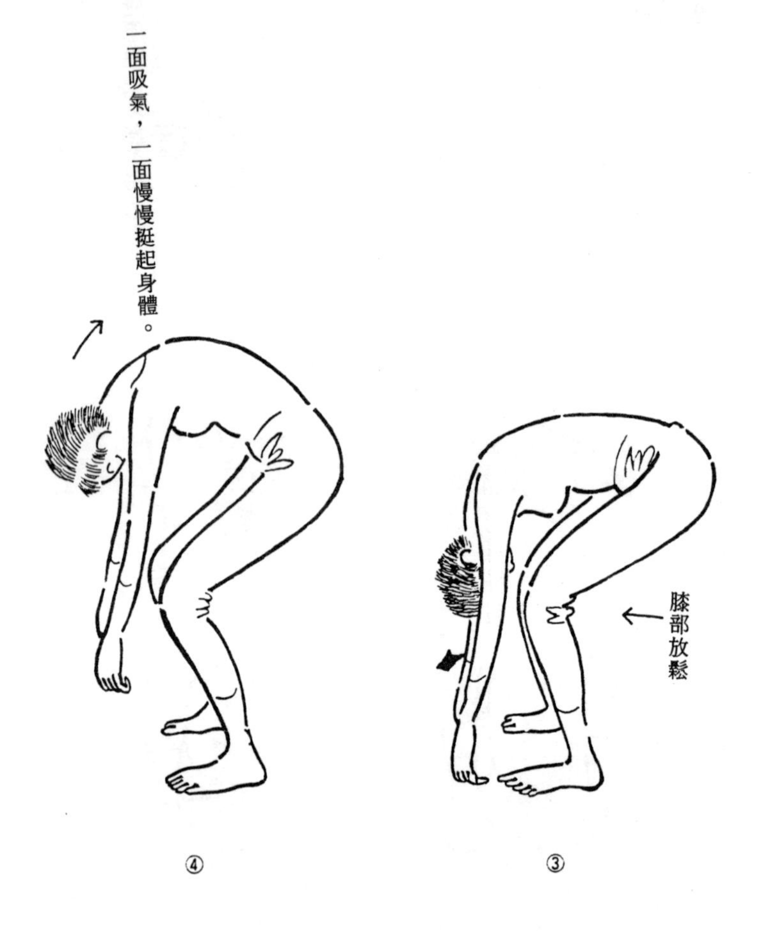
一面吸氣，一面慢慢挺起身體。
膝部放鬆
④
③

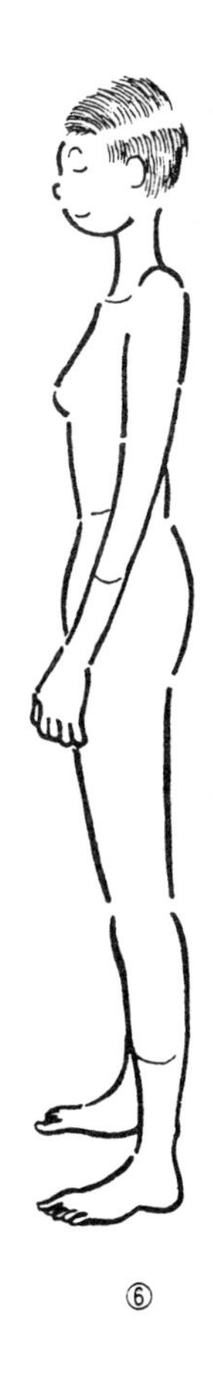

⑥

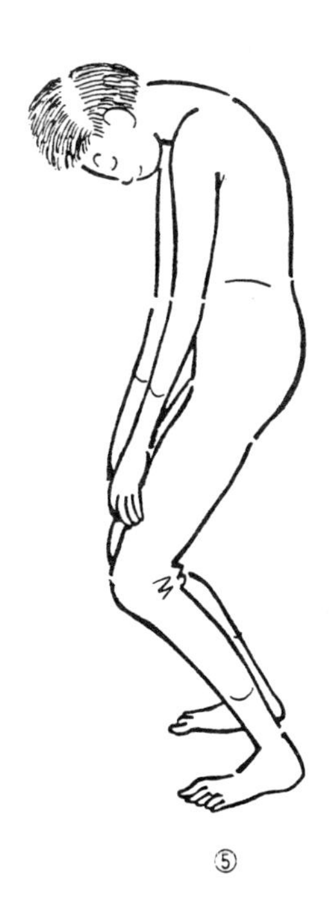

⑤

收功

本來收功是練氣功時所進行的動作，是一種收心法（按照其目的和效果，被體系化的氣功動作和呼吸法），結束時必須進行的。是為了使心情穩定，意識覺醒的深呼吸動作。由於其應用範圍十分廣泛，所以我將其應用於平衡療法中。

①～②將下垂的兩手儘量緩緩地從側邊舉起。

③～④一面舉高手，一面用意念感覺頭上有一個大球。過肩之後，為了拿大球，手掌慢慢朝上，一直舉高到頭頂。

⑤～⑥然後意念著大球慢慢掉落在眼前，手掌慢慢垂下到面前。手掌剛好通過眼睛前面時。意念著醒過來，意識很清晰。

⑦～⑧維持此姿勢，手慢慢放下，垂在兩側。

●收功

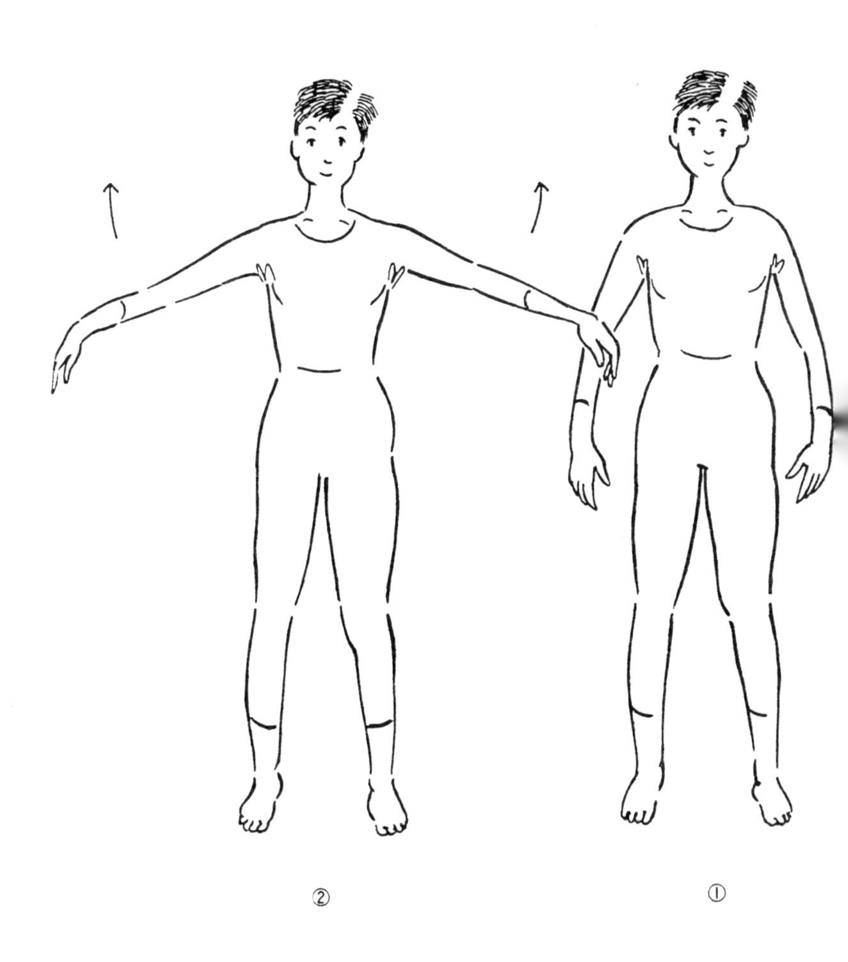

②

①

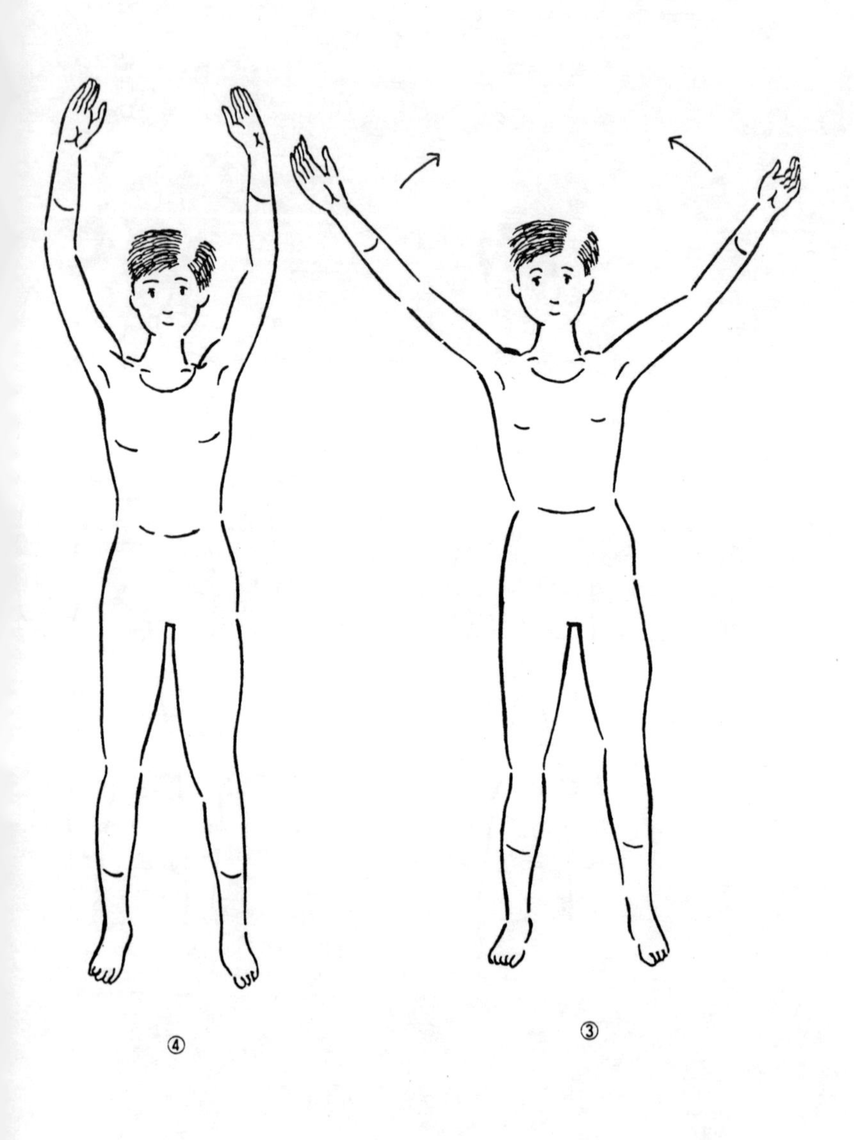
④
③

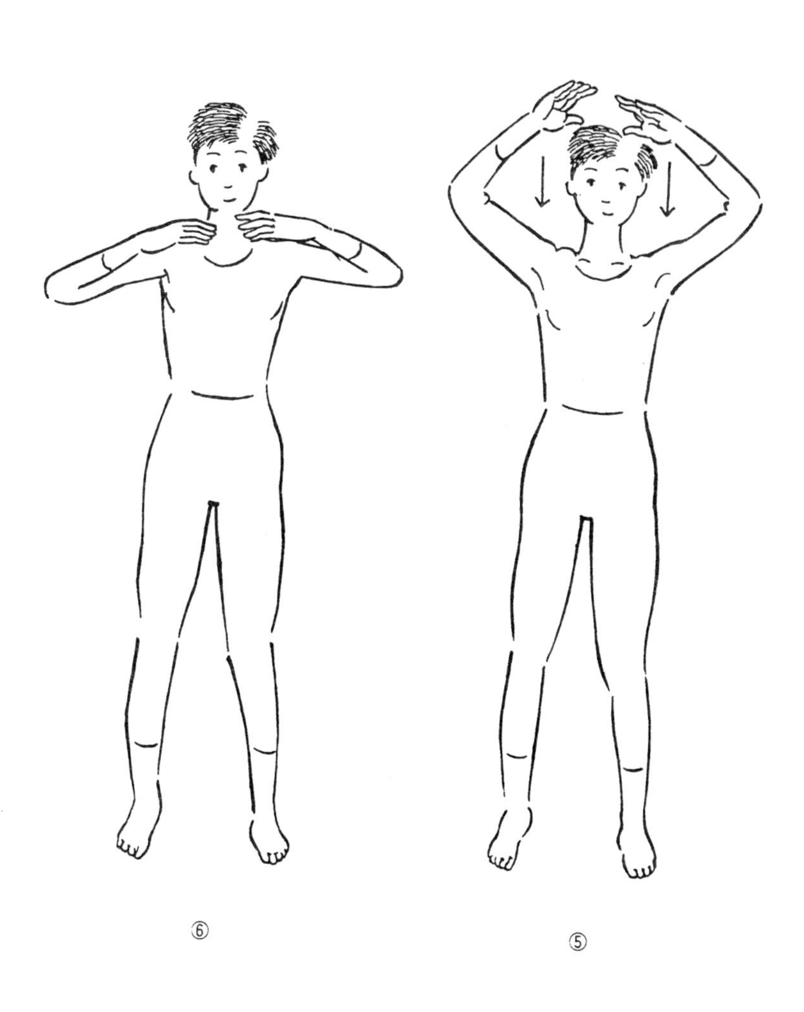
⑥
⑤

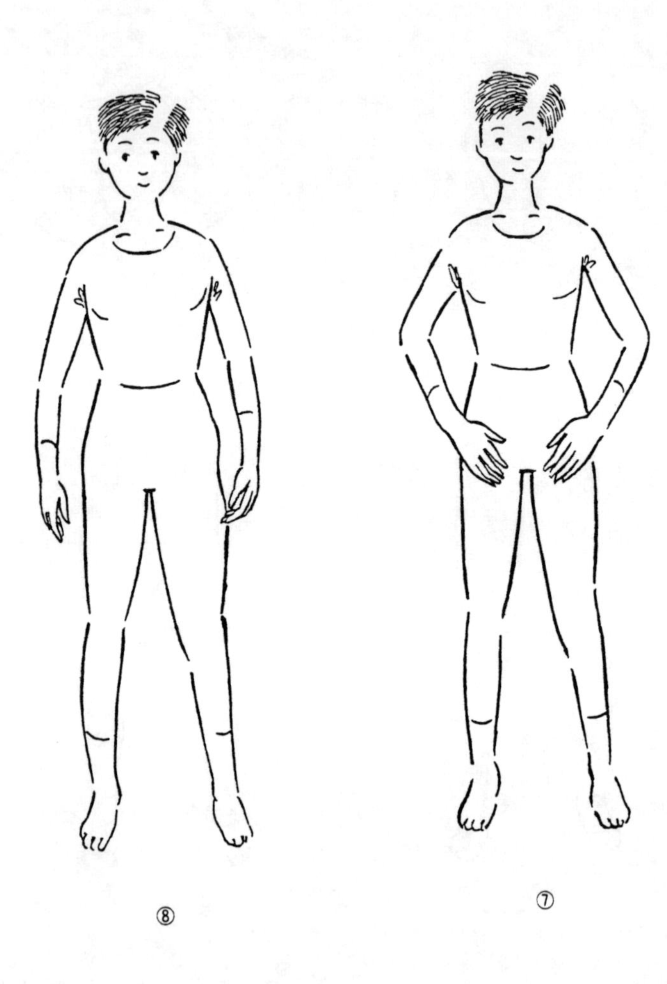

⑧ ⑦

要養成每天做療法的習慣

以上是說明自己一人可做到的療法和診斷。

即使身體沒有任何症狀，為了經常維持身體的平衡，還是應該每天持續進行。如此對於壓力的消除也大有幫助，可成為早上的體操，或工作空檔的情緒調劑，養成一有時間就進行的習慣，應該會感覺身體的狀況愈來愈好。

藉著平衡療法來確認自己身體的平衡狀態，然後藉由平衡療法來提高自然治癒力。方法雖然簡單，但必須腳踏實地持續進行才能達到確實的效果，因為健康也是須要日積月累地儲蓄的。

進行時動作不要太牽強，必須配合自己的身體狀況，在能做到的範圍內實行就好。

如果扭轉身體就感到疼痛時，手不要舉起，只要扭轉到比較舒暢的方向，在不痛的情形下進行療法就可。

二人可進行的平衡療法

平衡療法原本的形態是由二人進行的，為了能克服自己不易扭轉的方向，由對方協助來進行療法，其效果更好。

下面說明其重點。使用兩手的拇指來進行療法即可，但力量的增加較難拿捏，因此，只要將手掌輕放在重點部位的皮膚上，進行療法就好了，如此就能獲得良好的效果。

下面介紹二人進行的平衡療法的進行方式。

要接受療法的人，請先回憶一下自己的平衡診斷結果。

●療法的進行方法

使用拇指的療法

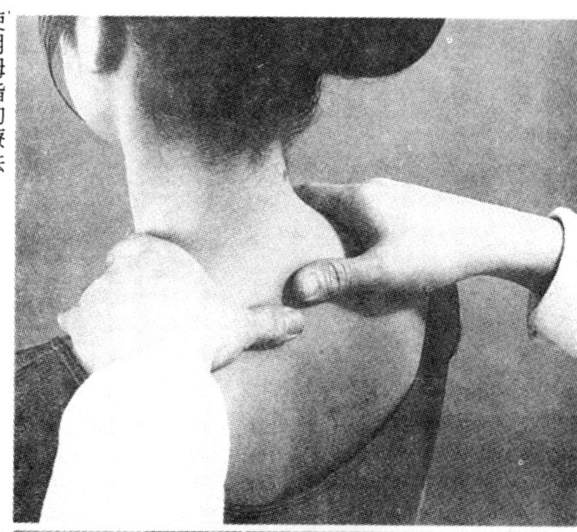

使用手掌的療法

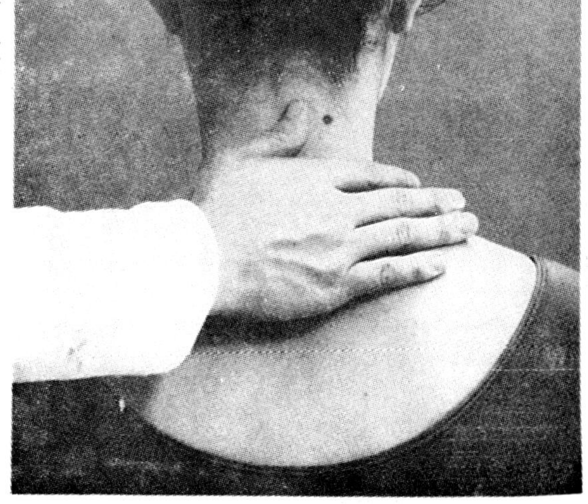

●療法的重點

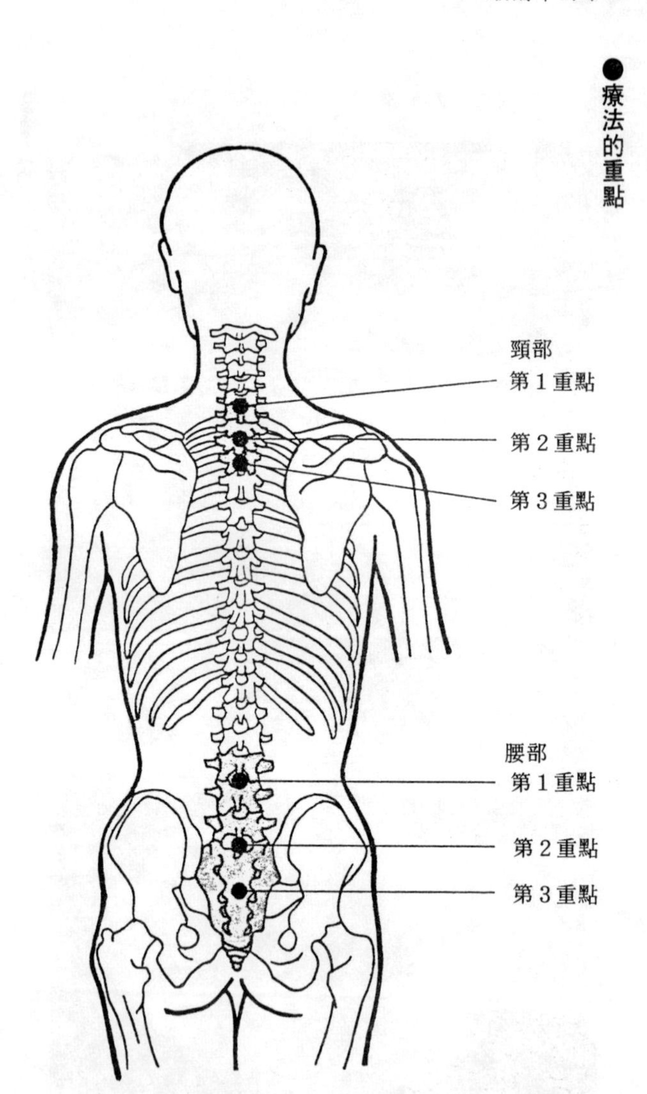

頸部的療法

為了使各位更能清楚了解頸部的療法，現以頸部易較向右，腰易轉向左的情形做說明。

首先，以協助頸部動作的三個重點，一一作說明：

①接受療法的人，面向協助者坐在椅子上。

②如果接受療法的人易扭轉的方向為右時，協助者則必須站在其左斜後方。然後協助者將手掌輕放在接受療法者的第一重點上。

③接受治療的人慢慢將頸部轉向左。頸部感覺如何？有協助者的幫助，與沒有協助者的幫助，轉向時的感覺有何不同呢？即使沒有差別，也將此感覺記憶下來。

以同樣的方式依次將手放在第二重點及第三重點上，頸部轉動後，比較其感覺如何？接受協助時，三個重點之中哪個重點較易轉向。了解此重點後，接受此部份的協助，進行療法。

④協助者的手掌放在接受療法者最易轉動的重點上。接受治療者以鼻子盡量吸氣，一面吐氣，一面轉向右。

⑤氣吐盡後，再次以同樣的姿勢吸氣，呼吸方法與一人進行的療法相同，故意使皮膚緊張。

⑥在將氣吐出的瞬間，放鬆肩膀，維持六～八秒鐘。

⑦頸子轉回正面，結束療法。

將頸部轉向左右確認看看，療法是否完全。如果轉向右及轉向左時能保持平衡，就ＯＫ了。

●頸部的療法

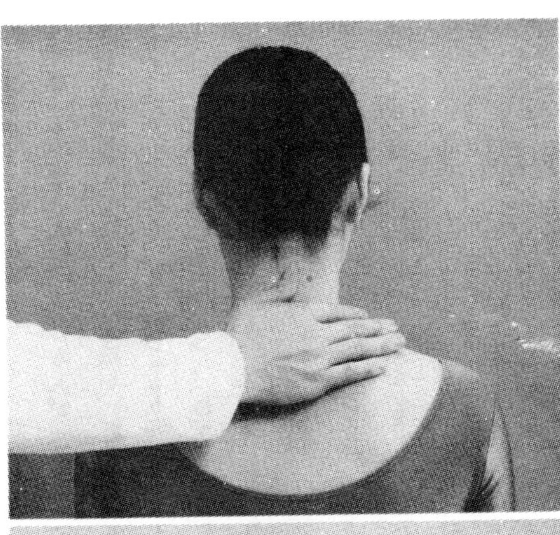

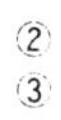

②

③

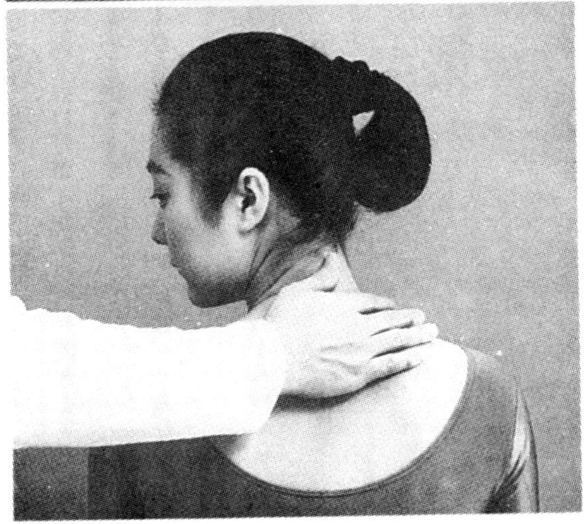

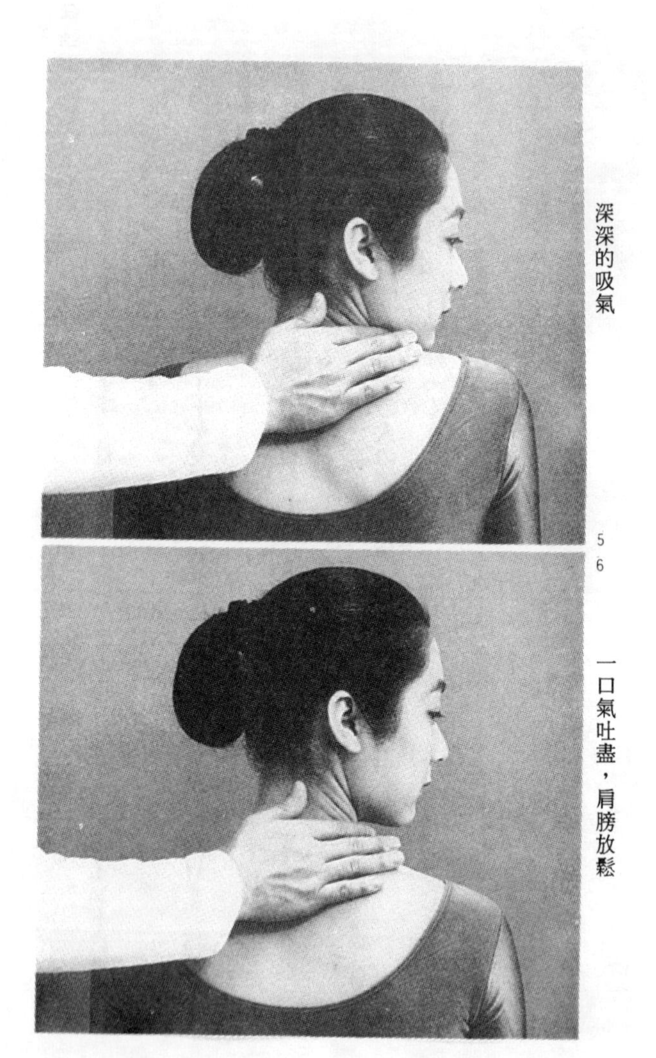

深深的吸氣

5

6

一口氣吐盡，肩膀放鬆

腰的療法

腰部也有三個重點。和頸部一樣的療法，協助者用手掌一一按住受療者的每個重點，進行診斷。

①和前面一樣，受療者面向協助者，坐在椅子上。如果受療者腰部易扭轉向左，協助者就蹲在其右斜後方。

②協助者的手掌按在受療者的腰部的第一重點。

③受療者慢慢將腰扭向右，向這困難扭轉的方向扭動，以確認其感覺。要確認協助者手按第一重點時，和沒有接受協助時，其感覺之變化。

同樣的，手改放在第二、第三重點，腰扭轉向右，尋找感覺最輕鬆的重點。發覺此重點之後，協助者手按此重點，進行療法。

④協助者手放在受療者診斷時感覺最輕鬆的重點。受療者以鼻子深深吸氣，然後一面吐氣，一面將腰轉向左邊，轉到極限時，把氣吐盡。

⑤氣吐盡後，維持此姿勢，頸部轉回右側。

再度深深吸氣，然後一口氣吐出之後放鬆六～八秒。

療法結束後，確認腰能否輕鬆扭轉。

協助者手放開，受療者將腰向左右扭轉看看。

為了確定腰的扭轉動作是否已獲矯正，進行平衡診斷。如果向右及向左扭轉時都能保持平衡狀態，就ＯＫ了。

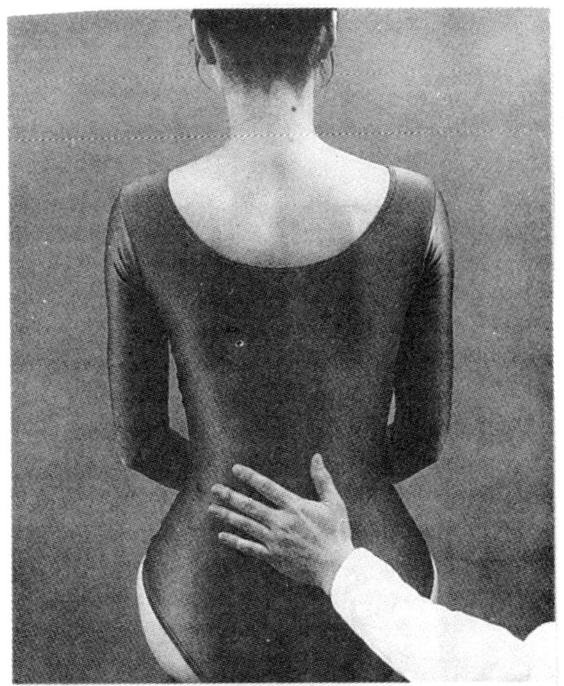

②

③

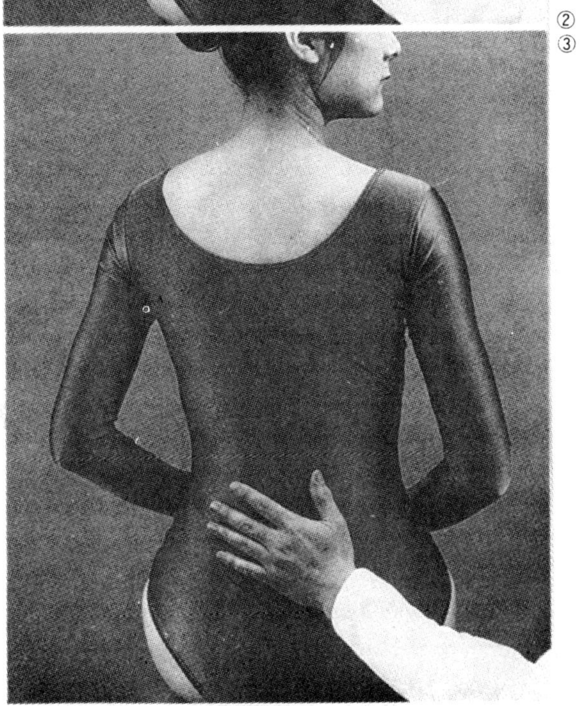

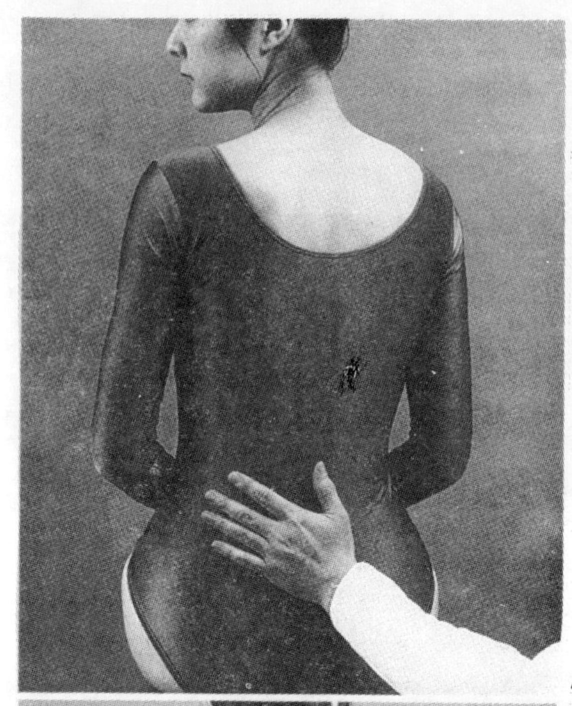
4

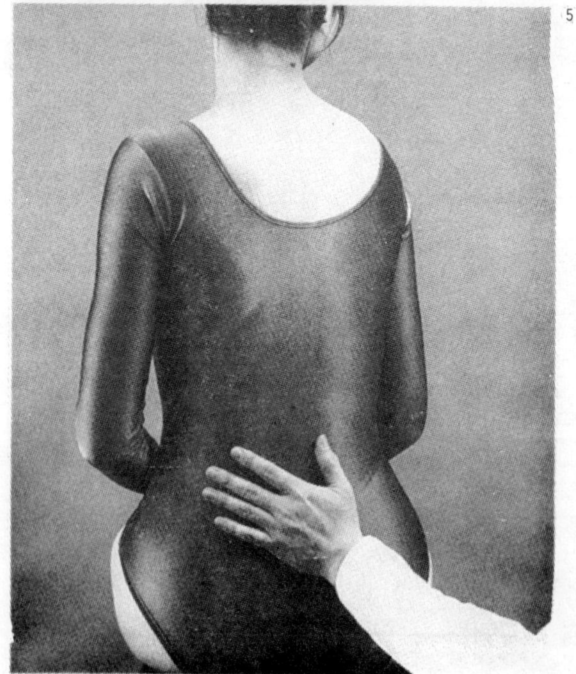
5

第五章

今天馬上就可以恢復工作的自我療法

一切的治療應從平衡診斷開始

我們已重複說過好幾次，疾病的根本是身體的平衡異常所引起的。因此無論任何症狀，首先都得進行平衡療法，以提高自然治癒力，再開始進行對症療法。

在第五章中將介紹日常生活中常發生的各種傷害和疾病，應如何進行自我治療的對症療法，但應注意，進行治療前必須先做平衡診斷。

如果書中所列舉的方法不能減輕症狀時，應及早請專家診察。

腰痛

順從自己感覺舒暢的姿勢

骶骨的歪斜會引起腰痛

「從人類開始靠著二隻腳來行走後，腰痛的苦惱就成為無可避免的宿命」。

相信大家都聽過這句話。

對於人類是從猿猴演化過來的進化論，我一直抱著懷疑的態度，但暫且不論這點。的確，站立的狀態使得人類在一切的動物中，腰部承受最大負擔，最不容置疑的事實。

一般而言，所謂的腰是指從腰附近到骨盤的寬大部位，但也有些人將骶骨附近稱為腰。

在醫學上則稱為腰椎，指的就是位於骨盤上方的五個椎骨，實際上，支撐著全部脊椎骨的是骨盤的骶骨和髂骨。

骶骨和髂骨的接觸面則稱為骶髂關節，是承受全身體重的軸心。如果這個軸心發生傾斜，當然身體也會發生傾斜。就如第二章所敍述過的，骶骨的前後角度、左右的傾斜度，對於正上方的腰椎有相當的影響。

此外，人不僅須要站立，也是會活動的生物，因此骶髂關節不僅支撐著全身體重，也必須具備相當程度的可動性。

為了充實支撐和可動性這二個機能，必須靠平衡療法進行調整。

診斷自己的輕鬆狀態

所謂的腰痛其模式有多種。急性的症狀有腰部肌膜炎、骶髂關節炎、腰部椎間板荷尼亞等，慢性的則有變形性腰痛症、脊椎分離症所造成的腰痛等。

除此之外，各種症狀的患部也因人而異。因此，除了專家之外，一般人想加以診斷是很困難的，可是最重要的部份可由自我診斷來加以確認。

首先要確認身體朝哪個方向較輕鬆。是向前彎較輕鬆？向後仰較輕鬆？向左扭轉或向右扭轉較輕鬆？由於其模式不同，治療方法也不同。

急性的腰痛先用冷敷

現在先說明急性的症狀。

急性的症狀多半有伴隨著發炎，因此絕不能熱敷，熱敷會使發炎的情形擴大。

曾有一個急性腰痛的患者，因聽了朋友的建議說：「熱敷較好」。就跑去三溫暖，可是情形反而更嚴重，以致不能動彈，最後只好叫救護車送到醫院治療。

原則上，急性發炎時必須先冷敷，如果能夠的話，用塑膠袋放冰，在腰間冷敷。

冷敷的部位，在於從第十二胸椎第一腰椎附近，也就是兩肩胛骨的最下方，聯結部位畫一橫線，在此線與脊椎骨交叉點的九～十公分下方的脊椎骨上方。

為什麼要選擇這個重點呢？因為脊髓的神經只延伸到第十二胸椎第一腰椎附近而已。由此下方的腰到腳的神經稱為馬尾神經，有如馬尻尾般細分枝延伸到下方。因此，無論腰的哪一部位疼痛，都要先冷敷第十二胸椎第一腰椎附近。

當然患部和疼痛的部位也可以冷敷，時間為十～十五分，但可依年齡體質的差異，斟酌冷敷的時間，不要持續冷敷過久，分為三回，將時間分配開較好。

但要記得只冷敷重點部位，並非冷敷全身，其他部位應保暖較好。

慢性的腰痛時，方法則不同。

首先，在腰和腳部加溫，將腰部的重點冷敷約十～十五分鐘。不管是急性或慢性腰痛，都必須向自己身體易轉動的方向進行療法。

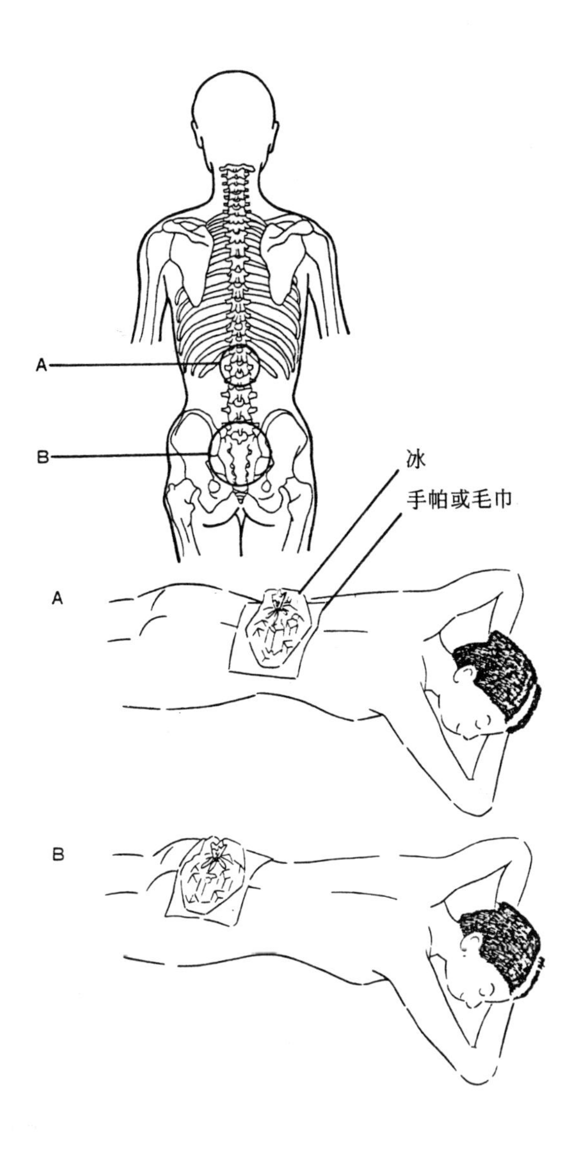
A
B
冰
手帕或毛巾
A
B

應用椅子的療法

現在介紹腰向後仰會疼痛時的療法。

首先坐在椅子上。頸部先後朝向左及右方，以確認朝向哪一方時，較易向後仰。然後再進行頸部的療法。先吸氣，再一面吐氣，一面扭轉到輕鬆的方向，方法與基本療法相同，一邊扭轉，一邊將頭垂下。

氣吐盡後，停止呼吸，維持這樣的姿勢，盡力吸氣。然後一口氣吐盡，避免影響腰，盡量放鬆肩部，約六～七秒，然後恢復原來的姿勢。

身體向左右扭轉，診斷朝哪一方向時較輕鬆？在較輕鬆方向的前方斜四十五度處，放一把椅子。

一面吐氣，一面將身體扭轉到輕鬆的方向，以彎腰的姿勢，手按在椅子上，進行鞠躬，頸部也朝輕鬆的方向，氣吐盡後，再吸氣，一口氣吐盡後放鬆。約六～七秒後恢復原來的姿勢。

●腰向後仰時會疼痛的診斷方法

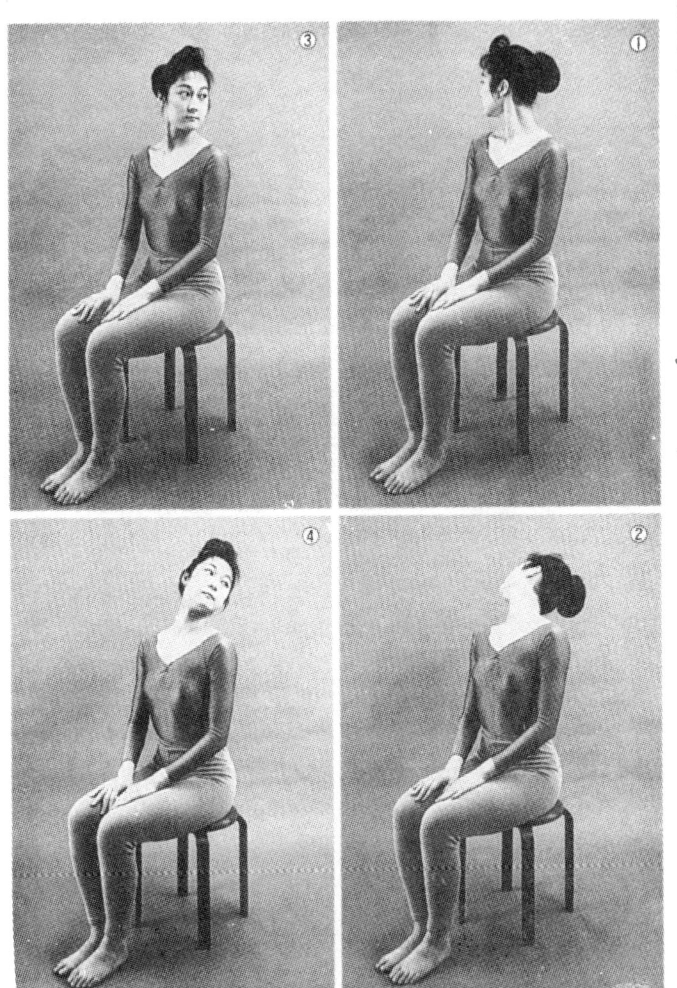

●腰向後仰時會疼痛的療法

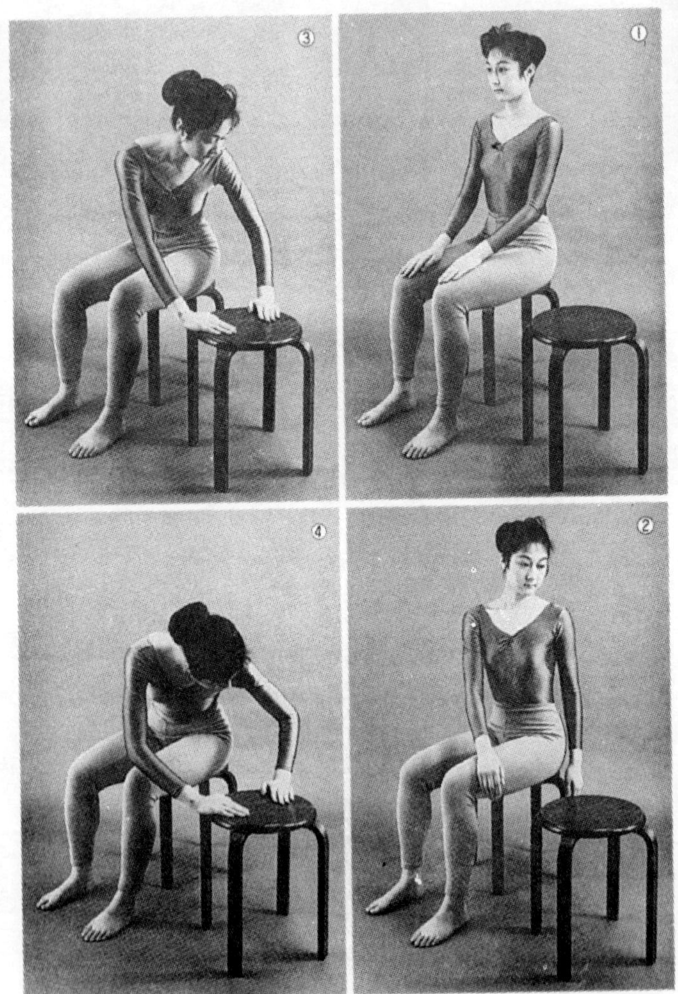

急性腰痛時日常生活要小心

發生急性腰痛時，日常生活起居更要小心謹慎。

首先，身體儘量不要轉向疼痛的方向，無論看電視、工作、和別人談話，身體都要朝正面行動。同時，要撿起腳下的東西時，也不能彎腰。必須身體挺直、曲膝、蹲下來撿。

應儘量避免長時間維持同一姿勢，要時常變換姿勢，避免體重集中於一點。

腰痛的症狀有各種情況，因此，並沒有所謂最好的姿勢，各位要尋找的，是對自己來說最輕鬆的姿勢。此外，睡覺時要避免睡西式的床，因為感覺軟綿綿的床，會使身體沈入，脊椎骨負擔加重，難以翻身，對腰痛反而有害。還是在地板或榻榻米上舖一條薄棉被睡，對身體最好。在此時，朝向輕鬆的方向，像蝦子一樣縮成一團睡覺，可減輕腰的負擔。

腰痛的症狀因人而異，不能一概而論。總而言之，找出自己最輕鬆的姿勢就好了。

最後再補充一點，腰是活動身體時最重要的部位，進行治療時，請多應用第四章所介紹的二人進行的平衡療法。

肩酸痛

全身都得運用，有節律地進行工作，就能加以預防

肩酸痛是極度緊張造成的

因為工作的關係必須接待難以應付的客戶時，或在公司的決算期等待處理的文件堆積如山，甚至在第一次相親時緊張得連飯都吃不下，這可能是許多人都有過的經驗。

這時可能會不知不覺地叫著：「肩膀好酸啊！」肩膀酸的原因有好幾種，但經常和精神上的強烈緊張有關。

肩膀酸痛大多是協方肌的緊張所引起的，有時還會激烈的抽痛。協方肌附著於脊椎，是

調整身體平衡的重點。它能牽引肩胛骨向脊椎骨，保持安定並協助手臂的活動。

幫助手臂活動的是附著於脊椎骨側的頸部和腰部的肌肉，所以要預防肩酸痛，平常就要多運動全身，有節律的工作。稍微有肩酸痛的感覺，馬上進行平衡療法，才不會惡化。

可簡單做到的肩酸痛體操

肩膀酸痛時，多半的人都會自然擺動肩膀、手臂和頸部，來消除酸痛。如此順著身體的欲求來活動身體也有效。但想在短時間內獲得效果，可實行下面所介紹的肩酸痛體操。

肩酸痛體操1　全身放鬆，兩手臂自然下垂，一面吸氣，一面將兩肩聳高，頸部收縮。氣吸滿後，一口氣吐盡，兩肩在此瞬間放鬆，完全放鬆力量。

反覆做二、三次。

肩酸痛體操2　兩肩緩慢由前轉向後，好像用自己的肩胛骨夾著脊椎骨一般，動作儘量大，反覆做二、三次。

結束後，以同樣方式由後轉向前，動作要慢，反覆做二、三次。

肩酸痛體操3 兩手向前舉高到肩膀的高度，雙掌合十，手指尖伸直，檢查左右手那一隻較長。

一面吸氣，一面將較長的手臂稍微提高往前伸出，較短的那隻手保持平衡，稍微下垂。氣吸完後，一口氣吐盡，兩手自然下垂放鬆。以上的三節體操做完後，最後進行收功（參照第四章）。

●肩酸痛體操Ⅰ

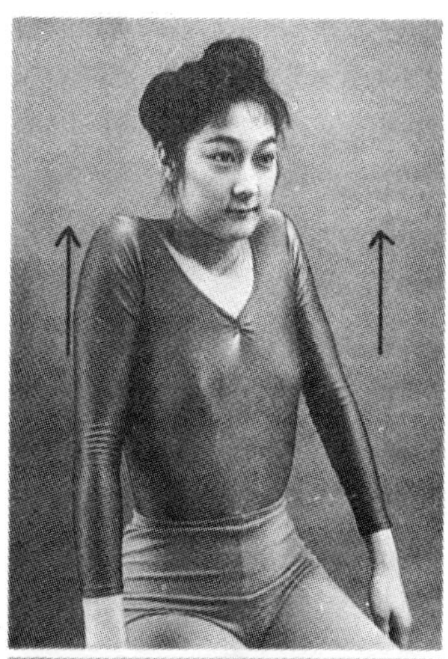

吸氣

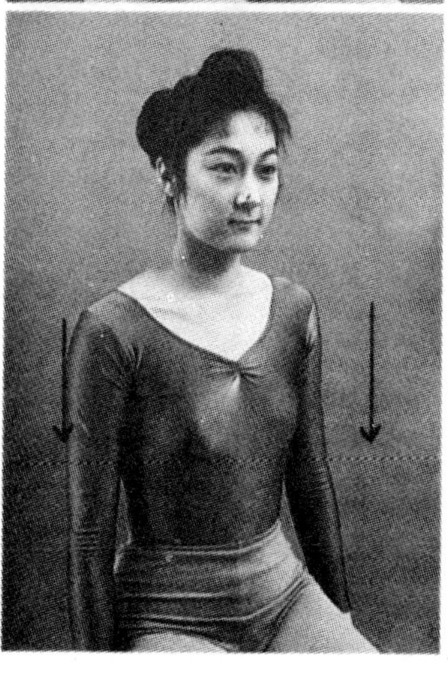

一口氣吐盡，兩肩放鬆

●肩酸痛體操II

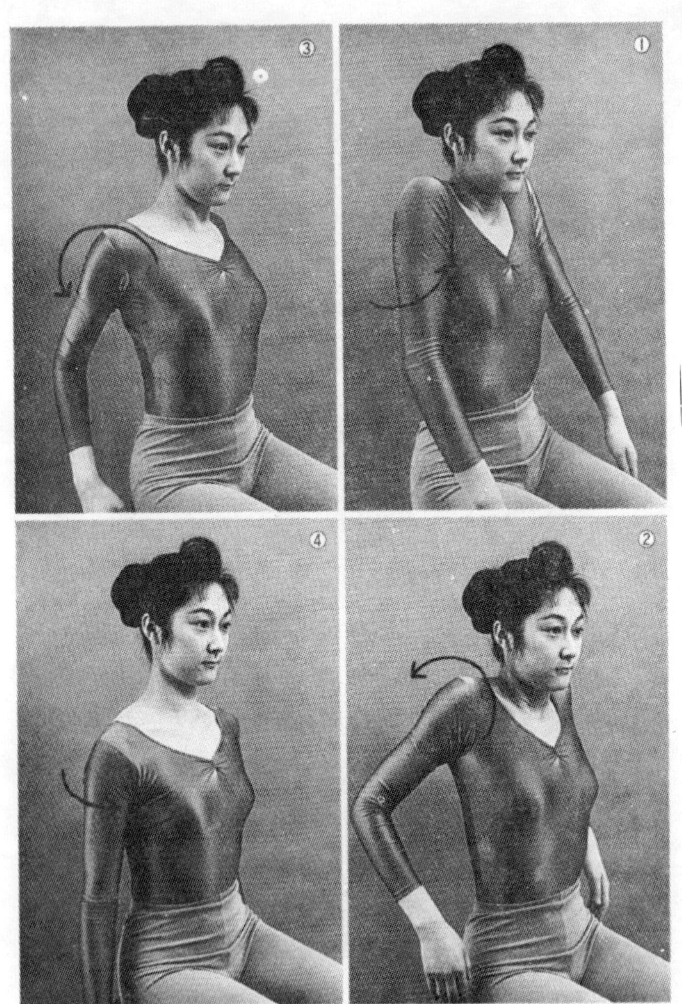

●肩酸痛體操Ⅲ

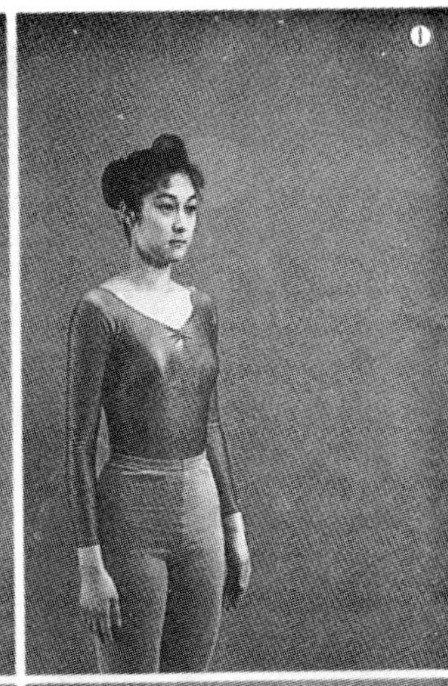
①

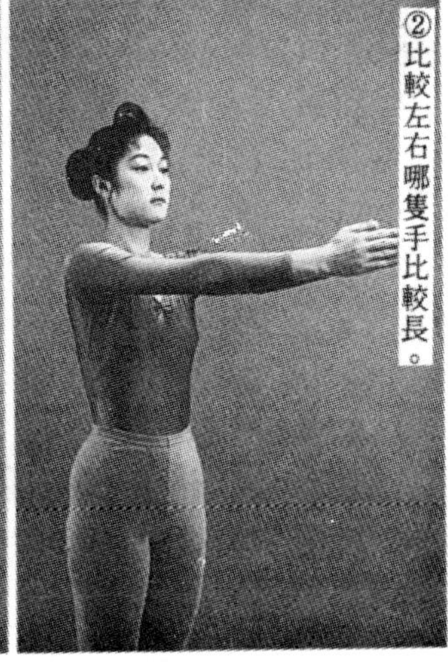
②比較左右哪隻手比較長。

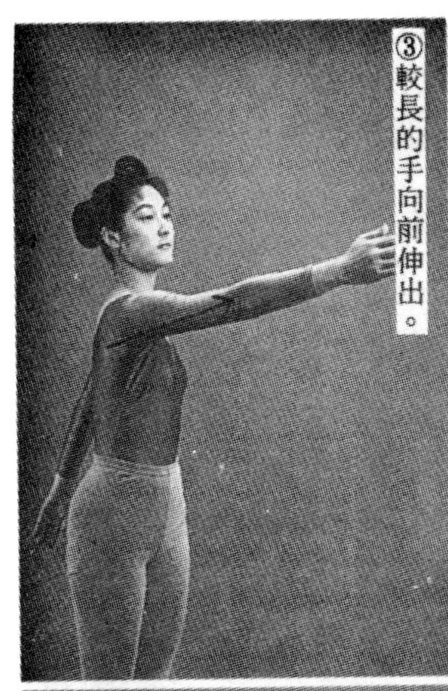
③較長的手向前伸出。

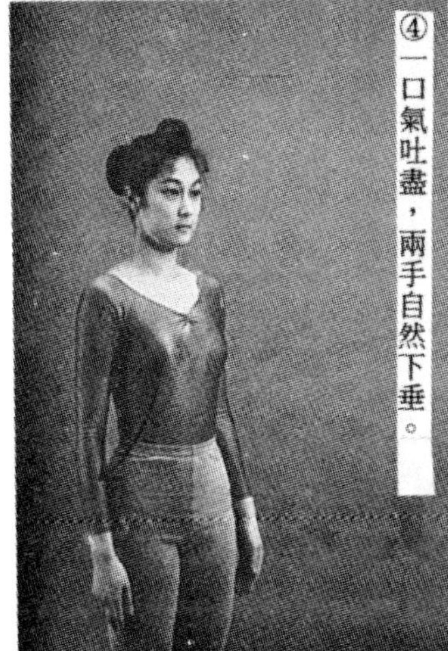
④一口氣吐盡，兩手自然下垂。

使用抓癢的「孫子手」促進血液循環

酸痛的部位通常皮膚會緊繃，皮膚和肌肉間的「空隙」和「餘裕」喪失。使得血液和淋巴液不順暢，導致疲勞物質積存於肩部，而感到疲累。

淤血造成血液循環不良的肩部，不須按摩肌肉，只要刺激皮膚就可以促進血液循環。

在此介紹使用「孫子手」（抓癢棒）的簡單療法。太太可與先生互相協調，互相治療，效果更好。即使沒有對象，一個人也能夠做到，不必擔心。

治療的方法是順著酸痛的肌肉，像抓癢般刺激皮膚十幾次。女性要從右側開始，男性則從左側開始。理由是順著協方肌、小菱形肌、大菱形肌、小圓肌、大圓肌、胸大肌的順序，按著照片的脊椎骨箭頭方向進行。

至於頸部，則依序由協方肌的上行部、胸鎖乳突肌進行治療。

●以「孫子手」進行血液循環促進法

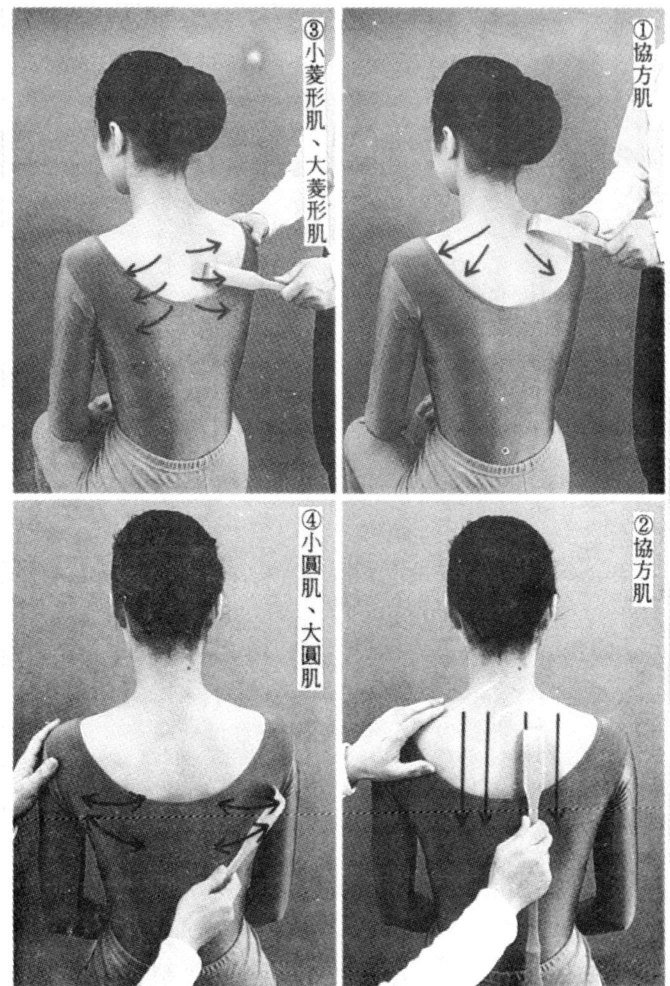

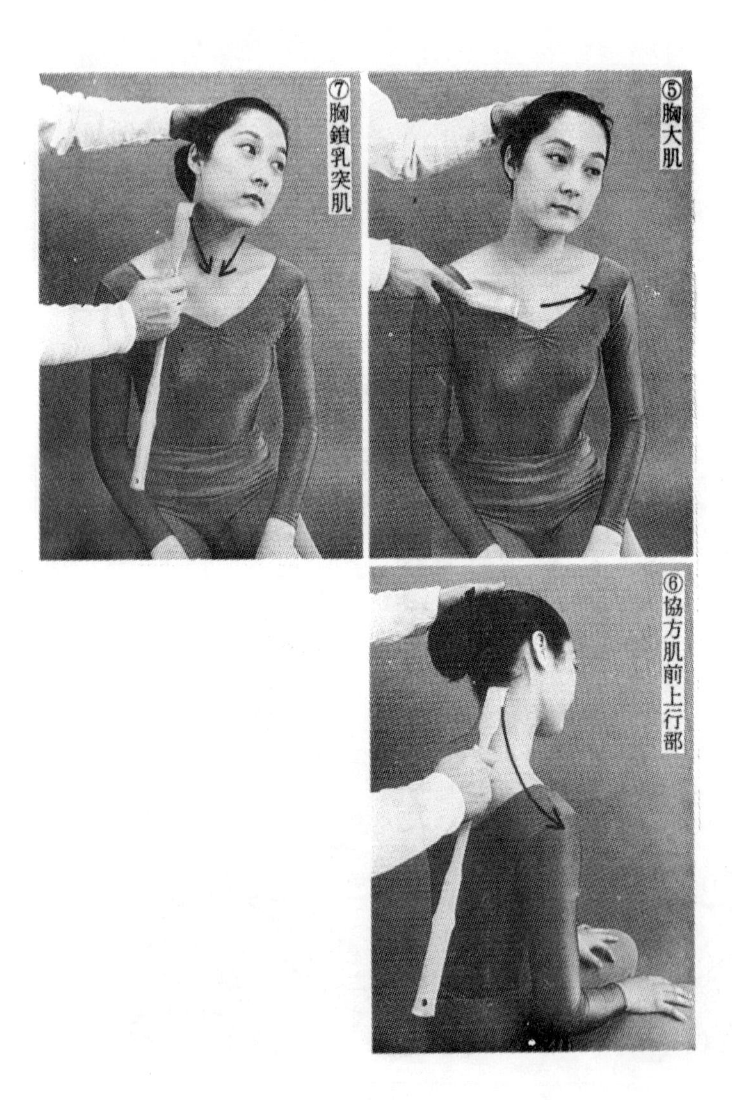

⑦胸鎖乳突肌
⑤胸大肌
⑥協方肌前上行部

五十肩

雖然是肩的疼痛，但真正的原因是全身的平衡失調

五十肩不僅是老化的現象而已

五十肩是因四十多歲、五十多歲的人常患此毛病而得名。因手臂無法舉到側面或後面，因此對於工作和家事的操作都發生困難，對於年富力強的人說，常被視為老化的現象，而心裡悶悶不樂。

「已經年老了，沒辦法了」。可能大多數患上五十肩的人都會有這種想法。但並非所有的人都會患這種疾病，必須考量個人的肩部負擔情形及身體的平衡狀況而定。

五十肩的真正名稱是肩關節周圍炎，嚴重時從肩膀到指尖都會被激烈的疼痛襲擊而麻痺，還有些人會因疼痛過度而睡不著。

以肩膀的關節和構造來看，肩關節本身和密合嵌入的股關節大不相同，幾乎整隻手臂都靠著肌肉從肩膀懸吊著，因此別忘了肌肉的負擔相當大。

同時，在身體的平衡不良時，肌肉也無法好好支撐肩膀的情形下，仍不斷使用手臂，此時肩關節也易引起摩擦，而傷害到包圍回旋腱板及肩關節的組織，並引起發炎。

疼痛越強烈時，回旋腱板、肩關節內部積存磷酸鈣鹽（石灰）也越多，而使得手臂不能動彈。

協助手臂活動的肌肉都和脊椎連在一起，因此如果只單純治療手臂，便無法根治。就像外表看似和手臂沒有關係的背闊肌，本身是從骨盤延伸到手臂，因此背闊肌平衡的好壞，對手臂的活動影響很大。雖是肩膀的疼痛，但真正的原因卻在於全身的平衡。因此，罹患五十肩時，進行平衡療法相當有效。相信各位已充分了解了。

患五十肩時不要活動要冷敷

疼痛剛開始的急性期不要溫敷，應先冷敷疼痛的部位較好，如果能夠的話，在最初的數天用三角巾吊著手臂，以減輕肩膀的負擔。

也許各位會聽到患五十肩時要多活動肩膀較好之類的建議，可是在急性期太勉強的活動的話，反而會使發炎更嚴重。

治療的方法是進行對症療法之平衡療法後，再使用「孫子手」的刺激法更有效。患五十肩時，應順著上臂部的經絡（東方醫學所稱「氣」通道）來加以刺激，更有效果。

為了使手臂能舉到前方，應順著肺經朝指尖的通路輕刮五～六回。

為了使手臂能側舉則應刺激三焦經與小腸經，各五～六回。

如果活動到舉不高的方向，反而會因緊張而僵硬，因此先活動到輕鬆的方向再活動到舉不起來的方向較好。

●五十肩

使手臂能向前舉的治療重點

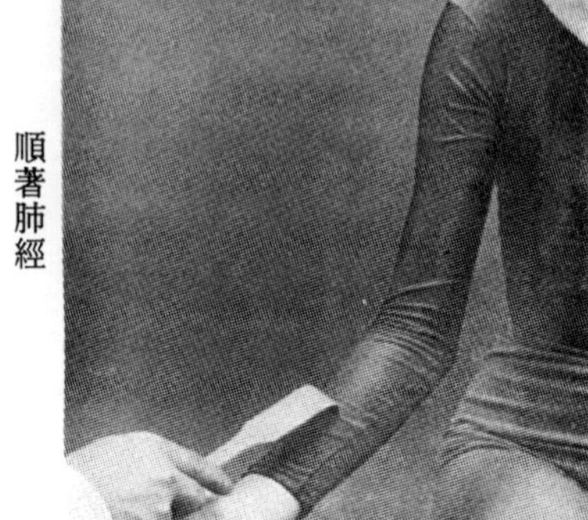

順著肺經

使手臂能側舉的治療重點

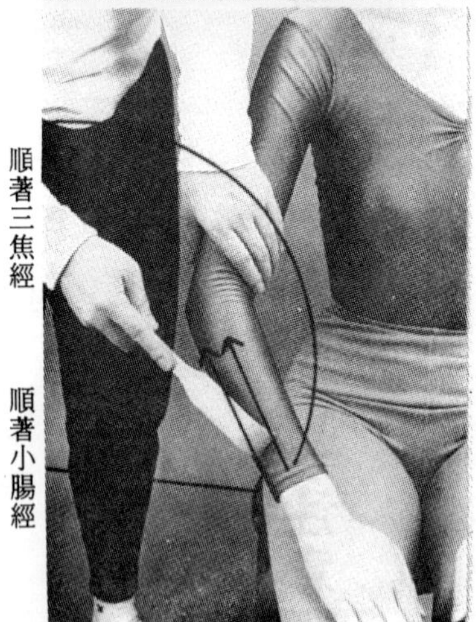

順著三焦經

順著小腸經

頭痛

將頭上的氣降低

要留意是否為嚴重疾病的訊號

身體不舒服或情緒不佳的時候，很容易產生頭痛的現象。常聽到有些人說：「我有慢性頭痛，所以隨身帶酸梅。」據說以前盛行的民間療法之一，就是以酸梅貼在太陽穴上，來治療頭痛，可見頭痛的毛病和我們的日常生活可說是息息相關。

造成頭痛的原因通常是姿勢不良、偏向的動作，情緒等等因素，但如果是嚴重疾病的發生訊號時，就得多加注意了。像是伴隨著噁心、視覺雙重影像，或是後腦像遭悶棍般的刺激頭痛時，就可能是蜘蛛膜下出血了，必須請醫師診療。

如果感冒時，有發熱、嚴重頭痛及噁心、意識障礙等症狀時，就有可能是骨髓膜炎和腦膜炎。

頸部向前後傾斜做診斷

下面說明日常生活中常見的代表性頭痛症狀和治療方法。

長時間久坐辦公室或戴著度數不合的眼鏡，而酷使眼睛，後腦部會疼痛起來。在頭疼的狀態下，繼續工作到傍晚，會令人疲累不堪，這是因為頸椎的平衡失調造成了頸部和肩膀的緊張，而強烈地壓迫到後腦部，所引起的頸部肌肉緊張性頭痛。

女性較易發生的偏頭痛，大多是抽痛性的，好像脈搏跳動般的疼痛，也有些人在生理期頭痛得更厲害。

在這種情況下，除了進行左右活動的平衡診斷之外，必須再做頸部前後傾斜的診斷才行。如果頸部朝上方，頭痛得更嚴重時，將頭輕輕下垂，身體前屈，進行平衡療法。

對頭痛有效的穴道

以氣的觀點來看，頭痛時，氣都是持續上升的狀態，因此，以強力按摩腳的重點一會兒，使氣下降到平衡的狀態就好了。

頭痛時，尤其是後腦痛時，要強力按摩膀胱經的金門穴約五分鐘。（金門穴在腳的外側，位於小指和後腳跟正中央的立方骨之突起處和腳踝之間附近的凹陷處。

側頭部和太陽穴附近疼痛時，則以強力壓揉臨泣穴的凹處。其位於腳的小指和無名指的根部之間，朝腳背上升二～三公分處，指壓時會感覺強烈疼痛之處。

因眼部的疲勞而造成額頭到眼底的疼痛時，以強力壓揉太衝穴。此經穴位於腳姆指和第二指之間的根部，向腳背上升二～三公分之處，指壓時最痛的部位。

但是穴道的位置有時因人而異，要靠自己去探索。

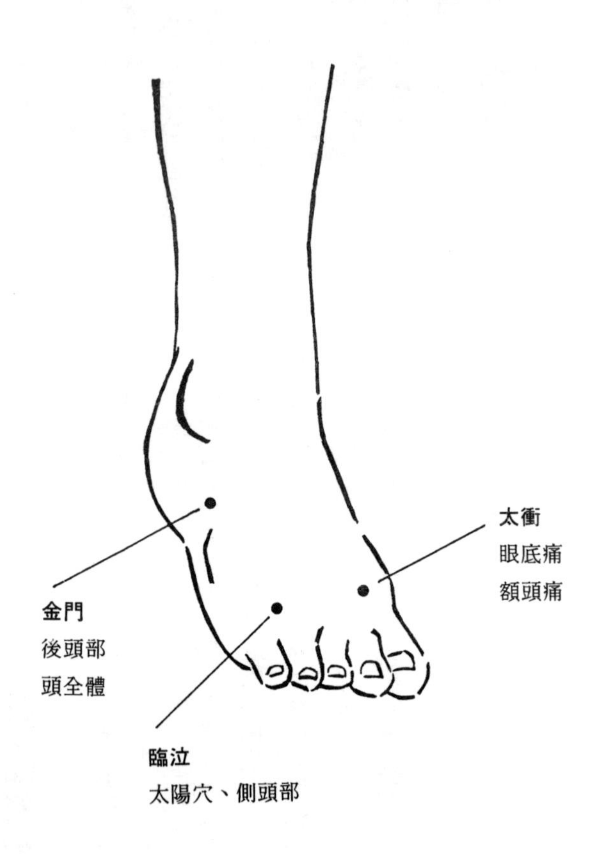
太衝
眼底痛
額頭痛
金門
後頭部
頭全體
臨泣
太陽穴、側頭部

高血壓症

活化腎臟功能來預防高血壓症

腎臟的疾病會引起高血壓

血壓在一天當中早晚會有變化，季節不同時也會有所變化。安靜時的血壓，最高血壓為一三九釐米以下，最低血壓為八九釐米以下為正常，所謂的血壓就是血液流動，動脈壁所承受的壓力。劇烈運動時，我們常可聽到自己心跳的聲音，因此可知道自己的血壓上升了。

提到高血壓，好像有這種疾病的人相當多，可是事實上這只是一種症狀而已。現在先來認識是什麼原因使血壓升高。

血壓的高低因個人的體格而異。肥胖者如果血壓不夠高，則血液不能環繞全身。相皮的，瘦的人在低血壓的狀態下，血液也可以環繞全身。

不安、擔心、憤怒、驚怕、緊張等情緒會束縛身體，使血壓上升。

有時，腎臟的疾病也會導致血壓上升。腎臟的任務是將血液中的舊廢物和尿一起排泄出去。可是當腎臟發生疾病時，流入腎臟的血液會減少。腎臟為了使血液的流入量增多，便會分泌使血管收縮的物質而使血管收縮。結果造成了血壓的上升。

此外，腎臟分泌的物質和肝臟分泌的某物質融合後，會變成使末稍血管擴大的物質。由於如此，血壓才能保持穩定，可是腎臟的功能減弱時，這種結構便會喪失平衡。因此為了使血壓保持正常，必須維持臟機能的活性化才行。要注意不可忍尿，有尿意時就加以排泄。

要使血壓下降，心情要放鬆

患高血壓症時，應留意飲食的攝取。首先必須控制鹽分的攝取量、因為鹽份中的氯化鈉當中的鈉，會使血管收縮。此外，對於摻有化學調味料的食品、速食食品、調理包食品、鈉含量高的食品，都要加以控制。

同時要隨時保持情緒的穩定。為了使身心放鬆，最好每天早上、下午、晚上各做一次平衡療法，以排除積存於體內的僵硬。

氣功法當中的地神功對高血壓也有效果，可參照本書的第六章之地神功說明。每日早上和就寢前各做一次。

此外，運動不足也會引起血壓上升，每天步行三十分鐘左右（參考第六章）也有助於血壓下降。

失眠症

促進副交感神經的功能

失眠的夜晚會使身體的節律異常

睡前並沒有喝咖啡，可是卻睡不覺。明天要去打交際高爾夫球，得清晨四點鐘就起床。但是越是緊張，就越聽到時鐘的聲音，也越清醒。原本睡眠是造物主給予我們重要的休息時刻，如果不能好好利用，而患上失眠症時，便容易造成身體的異常。

事實上，睡眠是自律神經的副交感神經產生的作用。白天活動時，交感神經的功能則相當活潑，如果這二種自律神經喪失平衡時，晚上就會睡不著了。

更簡單的說，交感神經如果過於興奮而不休息時，則會抑制副交感神經的功能。

身體放鬆，刺激副交感神經

治療的方法，是必須將副交感神經的興奮狀態加以鎮靜化，就寢前先做平衡療法，放鬆緊張的身體。由於身體的放鬆，神經也能放鬆。

各位可以輕輕按摩耳垂後到頸部的肌肉。由於其內部有副交感神經的迷走神經通過，藉由刺激此部位，便能促進睡意。

同時，睡眠時，閉上眼睛是要想像眼睛看著斜右上方的頭部（右腦），於是呼吸就會緩慢下來，副交感神經就會開始作用。相反的，如果意識到左腦，交感神經就會產生作用，呼吸也會加速，因為右腦是掌管感覺和感情的腦，左腦則屬理論、理性的腦。

膝

調整膝部全體的平衡最重要

過度肥胖、激烈運動、O型腿、X型腿都會造成膝關節的疼痛

各位可能都知道自己的體重，可是體重和膝部有密切的關係。膝部支撐著身體的下半身，隨著體重的增加，其負擔也加大。體重增加時所伴隨的身體不適，最多的就是頭痛和膝關節疼痛。

有膝部疼痛毛病的，不僅是過度肥胖者而已。經常做排球、籃球等跳躍運動或跑步的人，都要避免膝部的負擔過大。

膝部的作用是擔任走、跑步時吸收著地的衝擊之緩和墊子。

膝關節的前面，有膝蓋骨（膝的盤子）保護著關節。將膝蓋骨包圍住，往上牽引，使膝部機能穩定的是大腿前側部份的股四頭肌。膝部功能的障礙是因股四頭肌的肌力降低，導致膝關節的不安定所引起的。

此外，連接骨頭與骨碩的韌帶承受到強烈的負擔時，也會引起膝部的疼痛。

O型腳的人是膝部內側的韌帶，X腳的人則是外側的韌帶。經常承受著強大的負擔，因此，常會造成發炎，有時還會引起滑液囊炎，因此，必須減輕腳步的負擔才行。滑液囊炎是因為關節積水，內部組織遭壓迫，而引起發炎的狀態。

為什麼關節會積水呢？膝關節內部，為了使關節能夠潤滑，而有幾個裝著潤滑液的袋子。當關節的活動不靈活時，身體的生理反應便會使滑液的量增加，來促進關節的活動，但如果滑液增加過度便會造成膝部的膨脹，也就是關節積水。也有使用注射器將水抽出的方法。但這只能短暫地減輕膝部的負擔，很快地滑液又會積存。

因此，還是得消除膝部的負荷才是最重要的。

藉由腰骶骨的平衡來減輕膝部的負擔

為了減輕膝關節的負擔，必須強化大腿部位的肌力。但最重要的還是要調整膝部全體的平衡。雖然包圍膝關節的肌肉組織功能相當複雜，但只要能藉由促進腦神經傳達，就能調整平衡，在這種情況下，最重要的就是腰骶骨的平衡。平衡療法特別注重腰骶骨的平衡。為了經常保持腰部的良好平衡狀態，只要有空時，隨時都可進行平衡療法。

此外，對症療法則是用孫子手（抓癢棒）刺激大腿的肌肉。

如果是爬樓梯時疼痛的情形，則必須降低大腿前面的股四頭肌，尤其是通過中央的股直肌的肌力。可用孫子手在股直肌的皮膚上輕輕地來回抓十數次。這樣皮膚的僵硬便會消失，肌肉也會靈活地運動。

如果是爬樓梯時關節會疼痛，則必須降低大腿內側的大腿二頭肌的肌力。可用孫子手在大腿裡側的皮膚上來回抓十幾次。

如果有發炎情形時，可冷敷大腿裡側和有血管神經通過的膝部裡側。

●膝部的「孫子手」療法

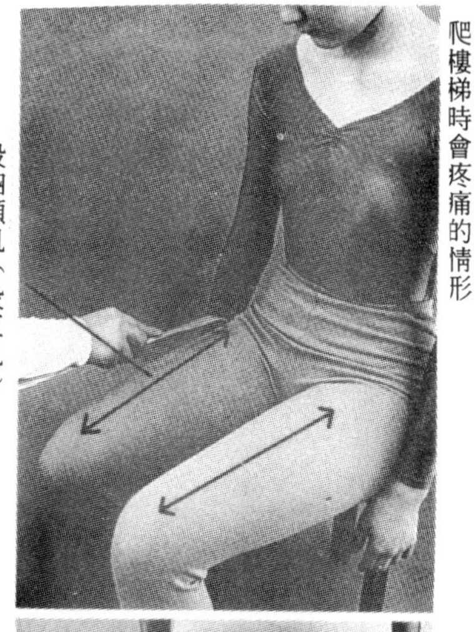

爬樓梯時會疼痛的情形

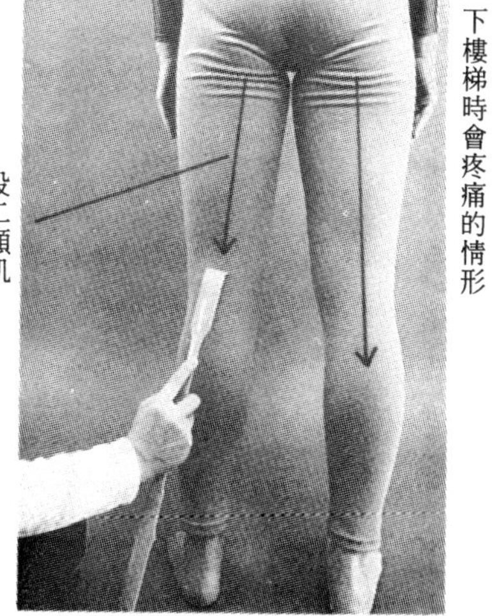
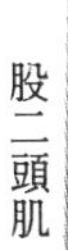

下樓梯時會疼痛的情形

感冒

氣衰弱時易患感冒

吃感冒藥反而會延誤治療

工作忙碌時，會因手邊的任務而充滿鬥志，此時人的氣會很充足，而不易感冒。因為不能患感冒的意志力會把疾病通通趕走。可是工作不順利，有想要放棄的念頭時，或是工作已告一段落，才鬆了一口氣，就感冒了。因「氣」力鬆弛時，體力就衰退了，身體的抵抗力也變差，感冒就來了。

感冒和「氣」，「氣」和人體的關係到底如何呢？

依據東方醫學的概念，我們所吃的食物，從口中進入後，到達了胃，便在胃中消化，而所吸收的營養分再藉由脾（胃）的上升作用送到心臟和肺。心臟則會對送來的營養分加以著色，改變為血液，送到全身。並藉由肺的氣化作用，把營養分化為「氣」，流過全身的經絡。這流通於全身經絡的「氣」，會滋潤皮膚和粘膜，並保護身體，避免「邪氣」的侵入。

可是，如果肺的氣化作用衰弱時，保護身體的氣便會減弱，皮膚也會失去滋潤，而變得乾燥。粘膜也因此而變得虛弱，無法抵抗外來的細菌之侵襲，而患上感冒，這就是感冒發生的大致情況。

誇張地說，如果不是感冒，現代人的身體就難以獲得休息的機會。偶爾患上感冒又發熱，為了身體的大掃除而躺在病床上，可說是自然的平衡。如果能順利通過感冒的考驗，有時身體還會比患感冒前更舒服，更有元氣。

以為發熱就服用退燒藥，或用止咳藥來抑制感冒的症狀，其實只會阻礙身體對感冒的反應而已，並不是很理想的方法。事實上，感冒藥的效果，並非真的對身體很有效。而是患者本身服藥後的心理上的安心感所造成的影響。

如果感冒一直持續，原因可能是工作太忙碌，身體卻想休息，如果一直無法停止工作，身體就會變得過度勞累，就如古諺說的，感冒為萬病之源，感冒很容易轉移為其他的疾病，因此感冒不容忽視。

以平衡療法和足浴來治療感冒

為了使感冒早點痊癒，特別介紹平衡療法之一種——睡前足浴，請嘗試看看。下面介紹的足浴療法，是已故的整體協會的野口晴哉先生所創的溫熱療法。由於感冒而需要重新建立的身體平衡的概念，下面為依據的療法，可說是一種「感冒的效用」。

喉嚨等呼吸系統的感冒及胸部以上的症狀，可使用足浴。

①以比洗澡溫度高一～二度的四十二～四十五度的熱水泡腳，水高度約到腳踝，時間約為六分鐘。在這段時間內，避免熱水的溫度下降，一面添加熱水，一面泡腳。

②用乾的毛巾擦乾雙腳，比較左右兩腳，那一雙腳較不紅，再提高熱水溫度約1度，再泡2分鐘。

③擦乾腳後，喝1杯水，馬上就寢。

胃腸等消化器官有感冒症狀時，方法和足浴之要領相同，但熱水必須高到大約淹沒膝部，再進行步驟①～③。這種療法稱為足浴。

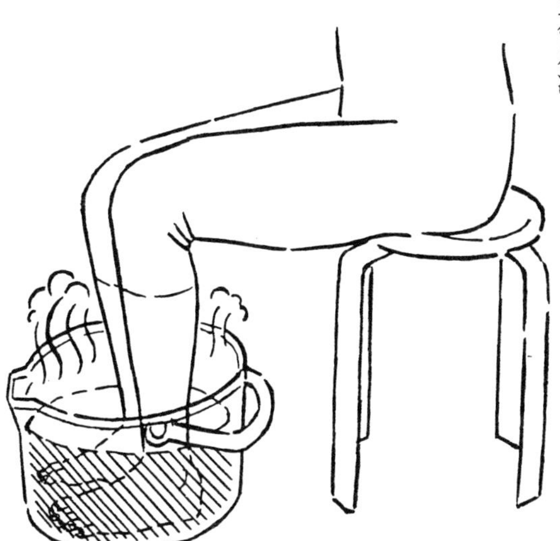

胃

抵抗壓力，保護胃，維持身體的健康

胃弱易造成過勞

胃是內臟器官中最易感受到精神壓力的部位。在日常生活中常可聽到這樣的說詞：「我一直擔心著我兒子的考試，現在一聽到考試，胃就會痛。」或是：「我在工作上有一些小錯誤，怕被上司發現，現在每天都會胃痛。」像這樣的胃對於不安、擔心、焦慮過度等情緒壓力的過敏反應。

壓力和內臟的關係，在東方醫學的理論中，存有不要太過神經質地思考過多，否則胃的機能會衰弱的看法。如果胃不健康，不管喝水或吃東西，都無法吸收身體所須的營養素，而無法產生力量，令人十分困擾。

可是有些人卻太過保護胃，不是想：「那種食物對消化不好」。就是「一定要細嚼幾次才可以吞下去」、「吃飯時要慢慢地才會快樂」。等非常地神經質。如果對於所吃的食物種類太過在意，也不好。

原本吃東西的行為就是人的本能，因此應該按照個人當時的身體節律來吃想吃的東西最好，所謂自己身體的節律，就是胃的慾求之節律。例如，為了滿足空腹時的狼吞虎嚥，想慢慢品嚐食物之美味時則細嚼慢嚥，這才是合乎自然的法則。

根據東方醫學「氣」和內臟的概念，「先天的氣」孕育於胃而支撐著一切的臟器。「後天的氣」則為脾所吸收，而協助腎的功能，因此，脾（胃）和腎的關係十分密切。如果脾（胃）的功能減弱，腎的功能也會衰退，而導致「先天的氣」的損害，腎則無法支撐體內的臟器。結果脾也變得虛弱，而不能吸收「後天的氣」。

如此的惡性循環，稱為脾腎的虛弱，表示過度勞累的狀態。

以合於身體節律的飲食和功法來保持胃的健康

相信各位已經了解了胃的重要性。但現實生活中是不可能完全沒有壓力的。因此必須努力鍛鍊身體，才不致遭受壓力的侵害。尤其是當天遭受的壓力一定要在當天加以解除才行。

早上剛起床，還未吃早餐前，進行平衡療法，可促進胃功能的活化。工作結束後進行平衡療法，能消除工作中所遭受的壓力，而使心情愉快，進餐時也會覺得倍加美味。

下面介紹能使胃機能活化的功法。男性從左邊開始，女性則從右邊開始。

如一九〇頁圖所示，好像要摘頭後方的果實一般，將右（或左）手斜上舉起。隨著左手的上舉，身體也配合手的動作，慢慢地扭轉到右邊。

摘到果實之後，兩手和身體慢慢順著相同軌道回復原狀。想像左斜下方的左腰處有一籃子，兩手移到左斜下方表示將果實放入籃中。這個動作是從摘果實將其放入籃中，用眼睛追蹤果實為重點。

反覆做幾次後，相反方向也反覆做幾次。

這就是促進胃的經絡功能的功法。

如果是吃過多，胃腸不舒服時，做下面動作可立即達到效果。

首先以將要端坐的姿勢，將腳和臀移到兩側再坐下。

以坐著的姿勢，兩肘壓在後方，成為仰臥的狀態，兩手舉到頭上。

腰部僵硬的人，預先用枕頭和坐墊放在腰到背部的位置或頭部，動作不可太勉強。

這是瑜伽的一種動作，「斯布達・威拉阿薩那」。這個動作能使腹部的皮膚伸展而有餘裕。如果感覺舒暢，只做一～二分鐘就可達到效果，請試試看。

●使胃機能活化的氣功法

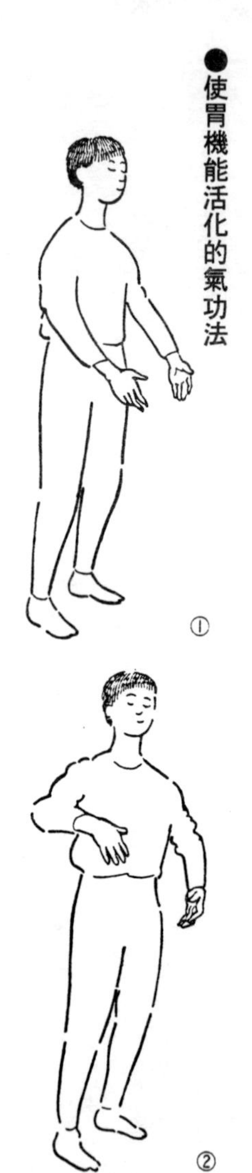

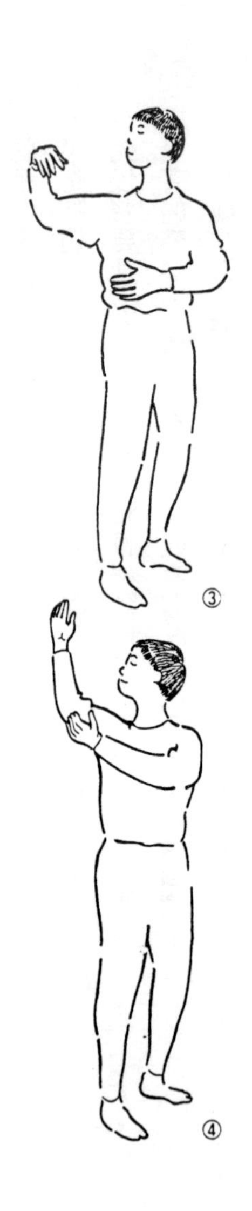

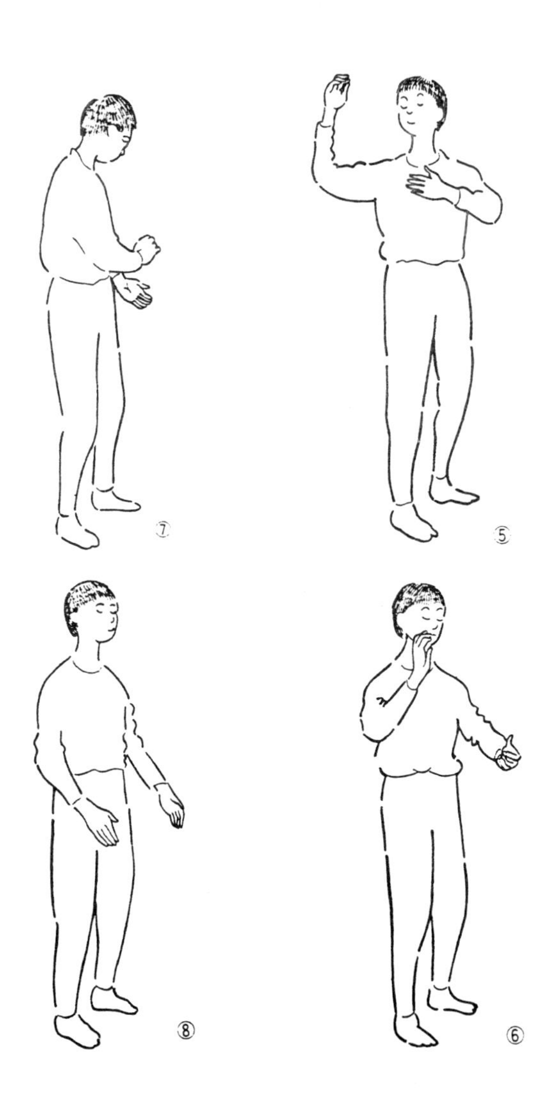
⑦
⑤
⑧
⑥

●對吃過多有緩和效果的姿勢

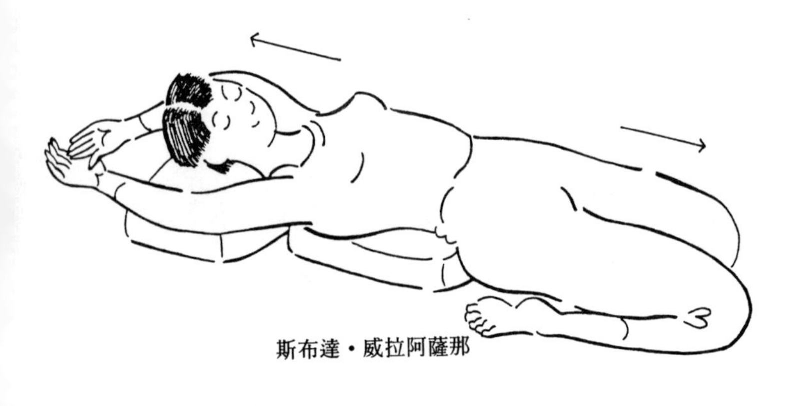

斯布達・威拉阿薩那

第六章

氣、能量——增強法

提高生命能量可恢復自然治癒力

在第四章中曾介紹過調整身體平衡的方法，第五章則介紹疾病的治療方法。

在本章中，為了加以補充，我特別介紹幾種可強化我們生命之源——生命能量的方法。

前面已反覆介紹過，我們的心和身體合成一個調合體，可是這調合體並沒有設發條，也沒有接開關，為什麼能持續地活動呢？這是因為其根本存在著生命能量。

由於有生命能量，身體的自然治癒力也能發揮作用。如果本身沒有能量存在，想發揮自然治癒力也難。

而提高生命能量的方法之一就是飲食。藉著食物、肉體才能吸收活動時所需要的營養，同時也能補給生命能量。

藉著練功將自我意識轉向內在

提高生命能量的方法之一，就是中國所發明的氣功。

目前氣功已相當普遍，作為健康法、治療法及放鬆的方法，在日本已漸獲肯定。

氣功中所謂的「氣」，是指使生命存在的根本能量，也就是精神能量和肉體能量的共同作用。我稱其為生命能量。

為了說明「氣」的觀念是何時開始的，必須翻閱中國數千年的歷史加以說明。但這並非本書的目的，請各位了解，「氣」就是「生命能量」即可。

以氣功進行體操稱為功法，鍛鍊功法則稱為練功。所謂「功」就是累積很多的功夫，由於每天的反覆練習，便能夠提高生命能量，而使衰弱的自然治癒力恢復。

在第一章中也說明過，我們易受到眼睛所看到的，耳朵所聽到的外在所影響，而產生壓力。

為了對抗壓力，會消耗我們的生命能量，使自然治癒力衰退。

藉由氣功，將外向的意識，轉向自我的內在，去感覺自己的內在世界，與地球的氣合而為一。以這樣的方式持續練功，才能獲得最好的休養。

將平衡療法與氣功並行，能使其效果加倍。

將氣功四大原則應用於日常生活

進行氣功的四大基本原則如下：

鬆、靜、守、息。

鬆意味著「鬆懈」，靜是「心靜」，守是「守護著中心丹田」，或是「知其中心」，息是「呼吸」。

那麼應如何實行呢？首先鬆弛肩膀的力量（鬆），心靜下來（靜），掌握自己身體的中心（守），調整呼吸（息）。

這四大原則不僅可用於氣功，在日常生活中也能夠充分應用。

要進行任何行動前，先放鬆下來，心情平靜地掌握其重點（中心），調整好自己的呼吸，使周圍的人和對象也能調好呼吸。這樣做任何事都能順利。

如果肩膀的力量無法放鬆，就不能掌握自身的重心，所以應先放鬆肩膀的力量，然後冷靜地凝視自己的身體，就能充分地掌握自身的中心及事物的重點了。

能經常以這樣的狀態來對應事物，就不會被他人所影響，而遭受壓力了。因此進行氣功對於消除壓力很有幫助，學會氣功的基本原則，就能過著迴避壓力的生活方式。

必須記得鬆、靜、守、息四大原則，隨時應用於生活中才行。那麼一切的行動就會朝向自然及良好的方向進行。

氣功體

以一條線貫穿頭、丹田、地球的中心

接下來要解說氣功進行的方式。在此介紹我的氣功老師宮城悟先生所創的地神功和休養身體最適當的方法，中國的放鬆功。

在此之前，先說明氣功體之一切功法的基本站立姿勢。

首先，兩腳張開與肩同寬，腳背左右平行，不能外八，也不能內八。

兩脇輕輕分開為（抱一雞蛋的程度）。

膝部放鬆，稍微彎曲，但不能過度彎曲。從上往下看，膝蓋頭不要凸出腳尖的程度。

意識集中於百會穴。

想像有一條線貫穿百會到頭的正上方，頭好像被這條線往上吊一般，像個傀儡被懸吊在天空中。

接下來從百會向下往身體的中心延伸一條線，貫穿股盤的正中央的會陰穴，一直往下拉引。

想像頭被往上牽引，下半身被往下拉引的狀態，而完全沒有感覺到自己的體重。

在第二章中曾說明過，由骶骨彎曲所形成的被骨盤包圍的球體稱為丹田。

而在丹田之上是包圍精神領域的腦部的「頭球體」，丹田下方則為具大的球體——地球，密接於腳底。

以一條線貫穿頭、丹田、地球等三個球體的中心之狀態，就是氣功體的基本站姿。

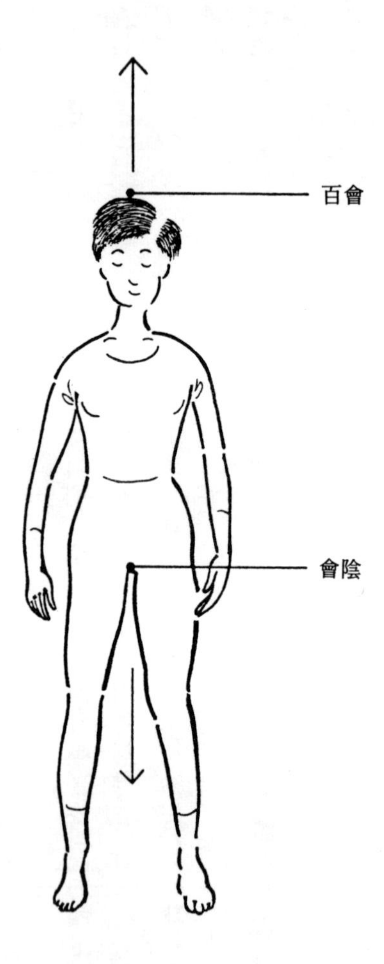
百會
會陰

地神功

吸收大地的能量

我們經由雙親以ＤＮＡ的形態獲得「先天的氣」，從食物吸收「後天的氣」，並沐浴在宇宙能量下，也就是「天的氣」，然而又被地球散發至大地的「地之氣」所保護著。

下面介紹的地神功，就從一切生命的母體之地球，有效率地吸收「地的氣」的功法。

①首先以氣功體站立。

在短暫的時間內，掌握密接於腳底之地球的形象。

接下來，意識著腳底的湧泉穴。湧泉穴就是在腳底的姆指邊的肉隆高處，和第二指的小指邊的肉隆高之處的交叉之凹陷處之重點。

然後想像從湧泉穴，好像樹木的根吸收水和養分一般地，緩慢地吸收「地的氣」。將「地的氣」積存於丹田，丹田的能量開始加溫，發出光和熱。

②因為地球的大氣圈內充滿「地的氣」，我們的手掌也能感受到包圍我們的「地的氣」，兩手慢慢舉到前方，手腕放鬆，肘部也放鬆，想像著氣由下往上升。

③——④兩手靜止在自己的乳頭高度，好像壓住往上升的氣一般，儘量慢慢垂下。

⑤——⑥兩手自然下垂到兩脇之後，好像要推高「地的氣」一般，慢慢舉高。

⑦——⑧剛好到肩膀高度時，翻過掌心，好像要包住「地的氣」般，兩手舉到頭上。

⑨——⑪接下來好像要將「地的氣」推入自己的丹田般，兩手緩慢推向前，再往下。反覆再做一次。最初先做五分鐘左右。

⑫最後手由上往下放時，男性左手在下，女性右手在下，結手於肚臍下，感覺丹田的溫暖。

在練功過程中，不須強烈的呼吸和意識，初學者如果太注意呼吸，反而會使動作喪失平衡，而傷到脊椎。因此，還是要藉由手的動作，自然地使肺的容器——肋骨開與閉，而使緩慢的呼吸節奏自然地矯正，最為理想。

・地神功

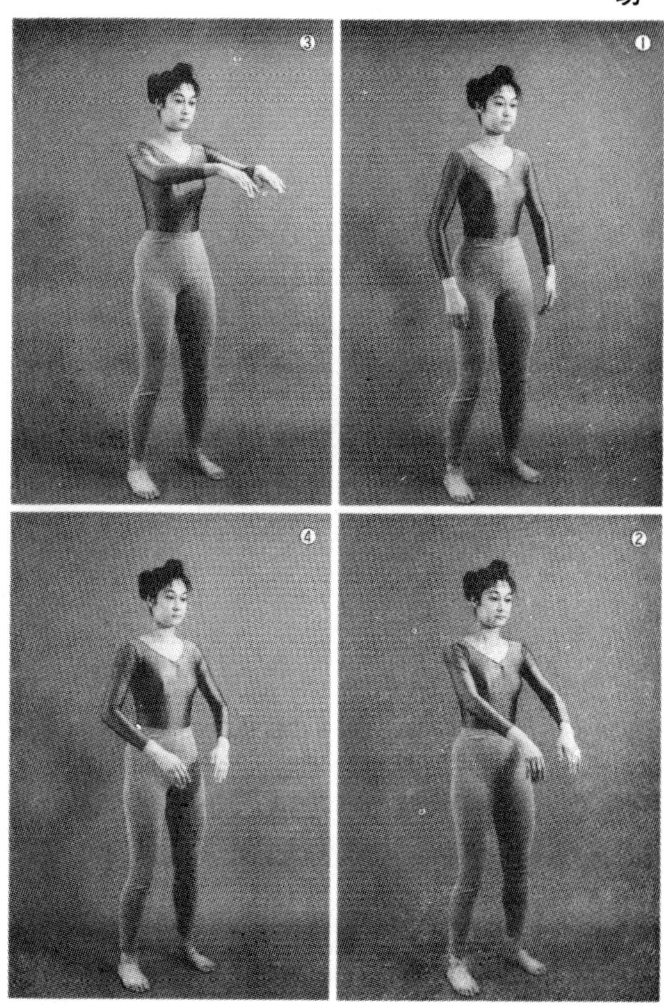

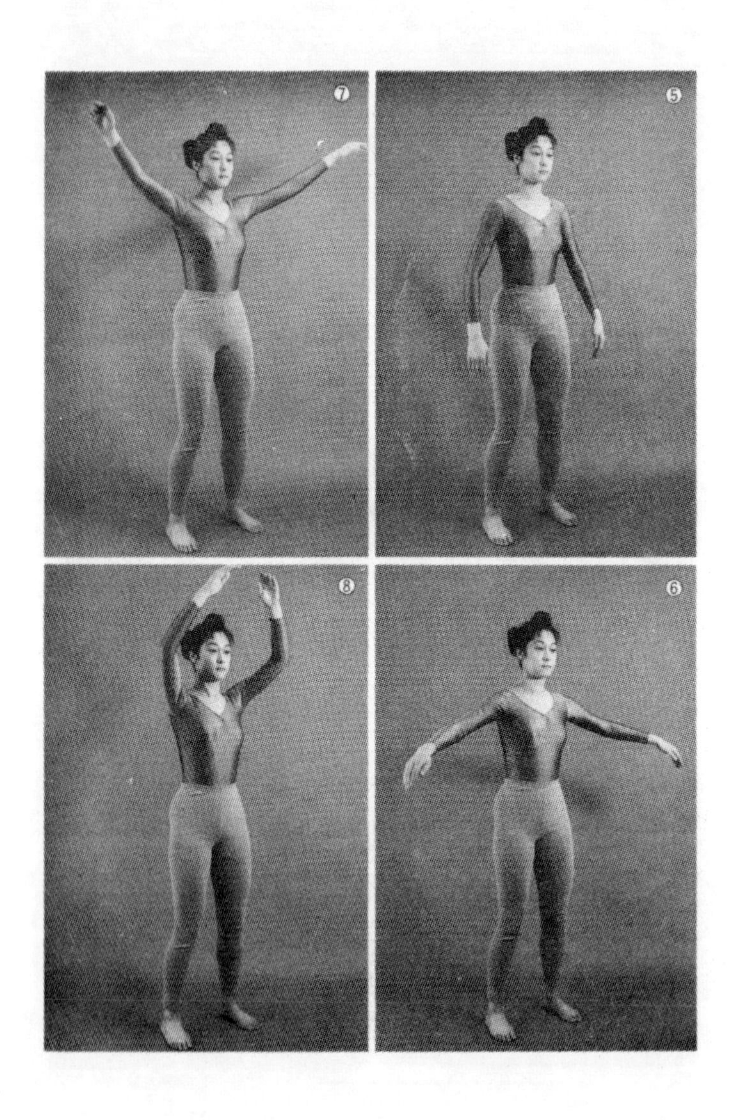
⑦
⑤
⑧
⑥

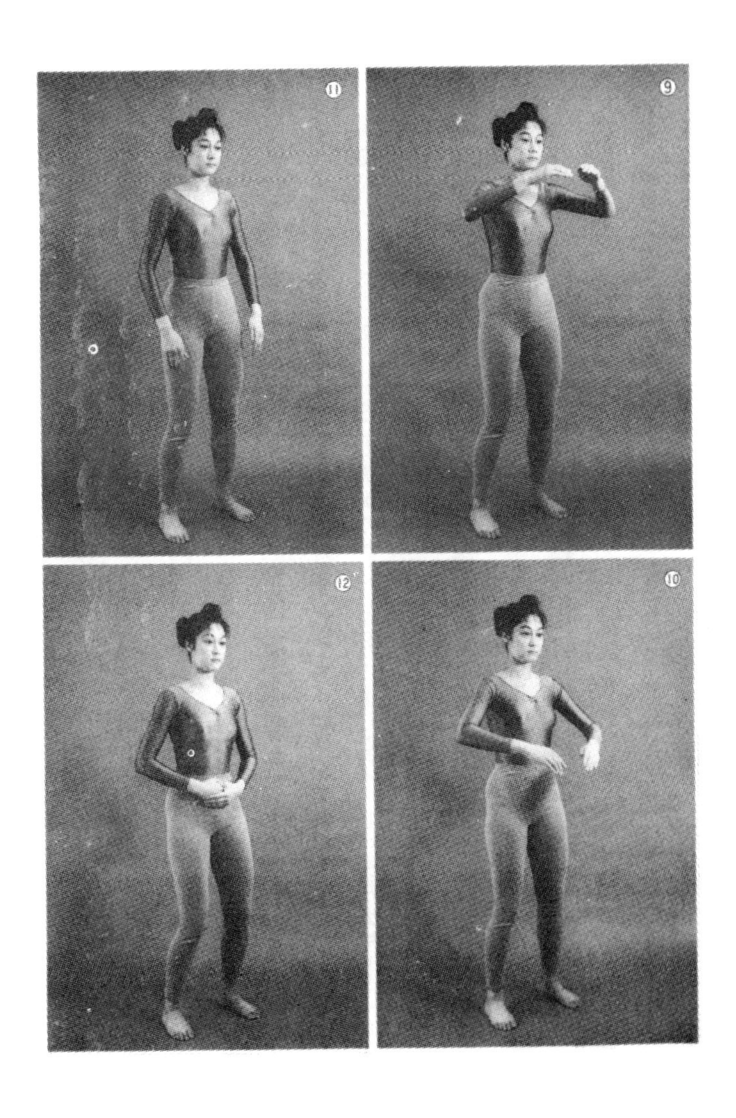
⑪
⑨
⑫
⑩

此外，要用鼻子自然地呼吸，嘴唇緊閉，可是牙齒不要用力，舌頭輕抵住下顎，臉部放輕鬆。

地神功能使骶骼關節安定

每天進行平衡療法之後，養成進行五分鐘地神功的習慣。

這樣，不僅能消除壓力，血壓也能安定，自身的潛在能力也會自然地湧現。

此外，這種功法對安定骶骨的骶骼關節也大有幫助。為了避免加重骶骨的負擔，上半身必須柔軟。如果上半身太過堅硬，遭受振動時，上半身會缺乏緩衝作用，骨盤也會不穩定，為了使骶骨安定，上半身能有彈性地承受振動最重要。此外，東方醫學也認為上焦（上半身）的陽氣強且活潑，下焦（腎、下半身丹田）才會安定。協助手臂活動的肌肉附著於脊椎全體，因此藉由反覆練習地神功，能提高陽氣，使腎強化及下半身的骶骨骶骼關節安定。

以此角度來看，地神功是提高身體的根本之氣，最理想的功法。

功法結果後，必須進行收功（參照第四章），使意識覺醒。

放鬆功

以意念鬆弛身體

首先，仰臥下來，兩手張開約三十～四十度左右，以不會增加肩膀力量的角度，將手掌朝上。

兩腳稍微分開，不加任何力量。

如果頸部必須用力，用薄的坐墊墊在其下。頸部不舒服者，可將浴巾捲成筒狀，墊在頸下，就會舒服許多。

「放鬆」，意味著輕鬆，意念著身體各部位都能放鬆的狀態。

例如，想像右手臂好像裝著水的塑膠袋，袋子破了，水流了出來，浸溼了地面，而使右手臂放鬆。

如果能夠有他人誘導的話，效果更好。

例如，讓協助者說：「右手臂放鬆」。練功者聽到這句話，就能以意念想像右手臂放鬆了。

一個人進行時，要考慮呼吸。先吸氣，一面吐氣，一面在心中唸「輕鬆」，慢慢使右手臂放鬆。

在鬆弛的狀態下，意念能輕易湧出

下面說明放鬆部份的順序。

先從頭頂朝前後慢慢放鬆。

由臉部、頸的前面、兩胸、胃的前側、腹部、下腹部、恥骨、右腳全體、左腳全體，按順序，一面唸著「放鬆」，一面鬆弛下來。

再回到上方，接著頭部兩側、兩耳、頸部兩側、右臂全體、左臂全體、兩脇、兩股關節

●放鬆功

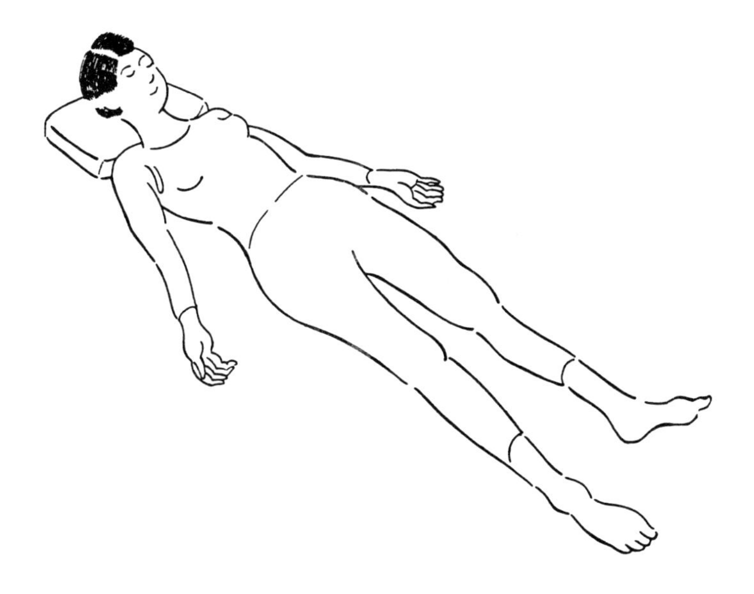

的外側等順序，一一放鬆。

再一次回到上方，頭的後側、後頭部、頸部後側、兩肩胛骨附近、胃的後側、腰、骶骨、一一放鬆。

最後從貫條由百會到會陰的身體中心線，朝外側慢慢擴大，幻想身體慢慢放鬆、溶解，而滲入地球內。

然後意念身體的存在只是錯覺，自我的感覺和今天一天內發生的事都是錯覺，原本就什麽都不存在，自己也回歸於宇宙中漂浮的一粒塵埃。

瞑想一陣子，然後在意念界遊歷也好，說不定能從遠方看到自己居住的地球。

完全放鬆，在鬆懈的狀態下自然湧現的幻想稱為「意念」，這和頭腦思考後既成的意像不同，而是放鬆之後，自然湧現的真正自我的存在和感性，是最理想的。

這時也才能真正了解自己的潛在意識。

像這樣的「意念」是在進行思考或想像時，難以產生的，在時間允許的範圍內，進行這種「放鬆功」數分到數十分鐘。

覺醒之後不要馬上起身

從瞑想中覺醒後，就要起身了，可是必須注意一些細節。在練功的中途，絕對不能起身，否則自律神經會喪失平衡。為了避免受干擾，最好在不會被他人阻礙的時間和場所進行。

瞑想結束時，不要張開眼睛，向右翻身，持續一～二分鐘，完全鬆弛。

接下來翻身向左，一樣鬆弛一～二分鐘。

再度翻身向右，慢慢張開眼睛，維持一～二分鐘，這段時間內，使自己模糊的意識漸漸清晰起來。然後慢慢起身。

最好能保持端坐的姿勢，不能端坐的人，可坐在椅子上或盤坐，站起來也可以。

首先好像要洗臉一般，兩手持續摩擦臉部，然後兩手分開，從前往後來回地梳頭髮的動作般，兩掌從頸後向前滑到胸下。這種動作能使身體和意識清楚覺醒。

最後進行收功。這種「放鬆功」，對於失眠、慢性胃炎等壓力性的疾病特別有效。在每天工作結束後，可藉著覺醒「放鬆功」把全部的壓力加以排除，培養第二天的能量。

步行

以步行來鍛鍊身體

對忙碌的現代人來說，最須要的就是能簡單地使身心放鬆，且能使身體活性化的健康法。而平衡療法就能充分地符合這個要求。此外，各位可能還不知道另有一種可發揮同樣效果的方法。步行到底有何效果呢?首先步行能夠使身體「篩一篩」。

在盤中撒一把鹽，再搖一搖，鹽分便會向中間集中。同理，藉由步行產生的適度振動，使能以脊椎為中心。使身體恢復平衡。如此才能形成理想的脊椎骨「靜態的彎曲」。

此外，細心觀察就能了解，步行時後頭部會動。這種運動和腳的步伐節奏、呼吸都有關聯。由於如此，步行就有如自然地從後頭部按摩著頭。因此，腦筋不清楚時，進行步行，頭腦會逐漸清晰起來。此外，後頭骨的活動會刺激視神經，使周圍的景色看起來更鮮艷。

同時，腳步的活動會使下半身的血液下降，血液便能適度地分佈於全身，有助於循環機能。另一步行的效果是，以一定的步伐節奏來步行，心跳數會保持一定，呼吸也會安定，如果能持續三十分～一小時，就是相當理想的有氧運動。

此外，長期持續步行運動，對於瘦身、美容也有效果。

有些人為了減肥而進行激烈的運動。可是那種運動只能將較快變化為能量的醣類先消耗掉，不僅不能消耗脂肪，身體為了避免運動傷害，便會積存更多脂肪。

因此，如果各位想追求瘦身美體，更應積極進行步行運動。

手上不要拿任何東西步行

下面說明有效的步行方法。

時間最少為三十分鐘至一小時。前面已說明過，持續運動才能消耗脂肪。

通常比平常的步伐稍快來步行，但爲避免造成壓力，需以自己感覺舒暢的速度來步行。

應特別注意的是，手上不要拿任何東西。

如果手上拿東西，不論多小，手指就得握住而彎曲，因此肌肉就會緊張，為了調整身體平衡的步行就會失去效果。

以此角度來看，利用上階梯和坡道來運動也不理想，因為對關節的負擔太重了。

在平坦的路上，手上不要拿任何東西，穿上輕鬆的服裝，舒服地走上一小時，這樣的步行對身體最好。

此外，在執行公事的途中或上下班的步行，不能包括在這裡所謂的「步行」。

再次提醒，別忘了步行是為了調整身體的平衡。

或許各位會覺得「步行」太簡單了，但這就夠了。雖然簡單，但要確實做到就難了。

有許多人覺得非得繳昂貴的錢上俱樂部運動，好像才有做運動一般，事實上這只是耗費金錢和體力罷了。

平衡療法和步行都很簡單，人們只要稍加努力，就能達到意想不到的效果。

能否過著健康的生活，就在於各位能否腳踏實地地持續實行了。

後　記

最近又興起了運動的風潮，包括學生、上班族、自營業者、家庭主婦等各階層的人士都享受著運動的樂趣。其中更有些人以做運動的時間為優先考量來選擇工作。

為了消除壓力來做運動，會給日常生活帶來良好的變化。可是如果帶著工作時累積的壓力，繼續去做運動，不但不是享受，反而會招致運動傷害。

因此，在運動前後，工作前後，進行平衡療法，可消除運動的僵硬，使接下去的行動進行得更順利。這樣的工作效率及運動的成績都能提升。

進行高爾夫球比賽之前，先到治療院來接受平衡療法的上班族越來越多了。因為平衡療法對於提升球飛距離，方向的正確性都大有效果，得分方面也會進步。

屬於運動社團的學生在比賽前也會造訪本院。

某著名私立高中之排球社，到重要比賽接近時，選手總會到本院來接受治療，因為激烈的運動容易招致傷害。教練的辛苦更難以想像。

我去替他們加油時，總會在比賽前為選手進行平衡療法。

結果，進行平衡療法的選手，在比賽之初就很活躍，殺球時也能正確的發揮力量。選手們個人平時都以平衡療法來鍛鍊身體，並培養賽前進行平衡療法的習慣，如此比賽成績當然會提升。

此外，家庭主婦平時都不會告訴家人其運動時受傷的事，而加以隱瞞，怕家人反對其運動。因此，主婦們進行運動時，必須注意預防傷害最重要。

最近從事馬拉松，腳踏車、游泳、賽跑等向自我極限挑戰的人也越來越增加，為了發揮自我的潛力，必須經常調整身體的平衡才好。無論運動、工作、家事、日常生活中的平衡維持是最重要的，期望平衡療法對於各位的生活平衡能有所幫助。

最後，對於能使我自覺我是東洋人的印度波那集團的埃昂加志老師，及我的脊椎矯正師父藤木弘先生、氣功老師宮城悟先生提供、給我研究場地的青山正先生、這回給我良好建言的友人及權威的治療家成田正昭先生、大庭學先生，和所有樂意接受我採訪的患者們，以及所有協助本書出版的人士，在此都一併加以感謝。

荒井政信

著者略歷

荒井政信

荒井治療院院長

1978年東洋鍼灸專門學校畢業。

1983年到印度波那的「導師瑜伽訓練場」擔任助理。

1991年在中國的北京、泰安所進行的中日友好研討會「靈性文化和現代科學」中出席。

從事現存各種多樣的治療技術研究，並開發了獨自的平衡療法，貢獻於臨床醫學。除了治療院之外，並主持了氣功教室「假寐」。

住所：日本國東京都中野區東中野3-6-16

電話：03（3367）6234

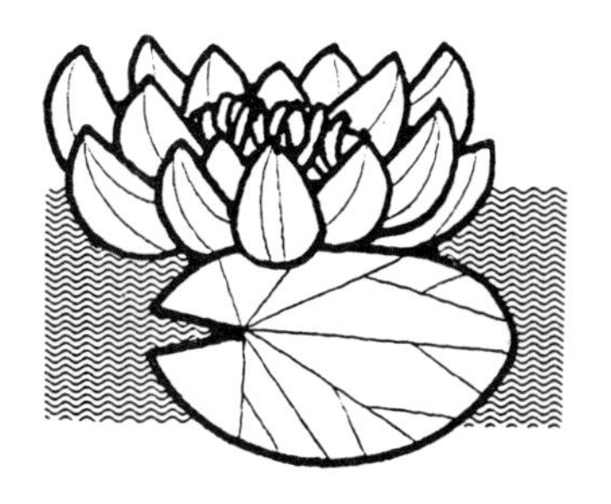

大展出版社有限公司	圖書目錄
地址：台北市北投區11204 致遠一路二段12巷1號 郵撥： 0166955～1	電話：(02) 8236031 8236033 傳眞：(02) 8272069

・法律專欄連載・電腦編號 58

台大法學院 法律學系／策劃
法律服務社／編著

書名	定價
①別讓您的權利睡著了[1]	200元
②別讓您的權利睡著了[2]	200元

・秘傳占卜系列・電腦編號 14

書名	作者	定價
①手相術	淺野八郎著	150元
②人相術	淺野八郎著	150元
③西洋占星術	淺野八郎著	150元
④中國神奇占卜	淺野八郎著	150元
⑤夢判斷	淺野八郎著	150元
⑥前世、來世占卜	淺野八郎著	150元
⑦法國式血型學	淺野八郎著	150元
⑧靈感、符咒學	淺野八郎著	150元
⑨紙牌占卜學	淺野八郎著	150元
⑩ＥＳＰ超能力占卜	淺野八郎著	150元
⑪猶太數的秘術	淺野八郎著	150元
⑫新心理測驗	淺野八郎著	160元
⑬塔羅牌預言秘法	淺野八郎著	元

・趣味心理講座・電腦編號 15

書名	副題	作者	定價
①性格測驗１	探索男與女	淺野八郎著	140元
②性格測驗２	透視人心奧秘	淺野八郎著	140元
③性格測驗３	發現陌生的自己	淺野八郎著	140元
④性格測驗４	發現你的真面目	淺野八郎著	140元
⑤性格測驗５	讓你們吃驚	淺野八郎著	140元
⑥性格測驗６	洞穿心理盲點	淺野八郎著	140元
⑦性格測驗７	探索對方心理	淺野八郎著	140元
⑧性格測驗８	由吃認識自己	淺野八郎著	140元

⑨性格測驗9	戀愛知多少	淺野八郎著	160元
⑩性格測驗10	由裝扮瞭解人心	淺野八郎著	140元
⑪性格測驗11	敲開內心玄機	淺野八郎著	140元
⑫性格測驗12	透視你的未來	淺野八郎著	140元
⑬血型與你的一生		淺野八郎著	160元
⑭趣味推理遊戲		淺野八郎著	160元
⑮行爲語言解析		淺野八郎著	160元

・婦幼天地・電腦編號16

①八萬人減肥成果	黃靜香譯	180元
②三分鐘減肥體操	楊鴻儒譯	150元
③窈窕淑女美髮秘訣	柯素娥譯	130元
④使妳更迷人	成　玉譯	130元
⑤女性的更年期	官舒妍編譯	160元
⑥胎內育兒法	李玉瓊編譯	150元
⑦早產兒袋鼠式護理	唐岱蘭譯	200元
⑧初次懷孕與生產	婦幼天地編譯組	180元
⑨初次育兒12個月	婦幼天地編譯組	180元
⑩斷乳食與幼兒食	婦幼天地編譯組	180元
⑪培養幼兒能力與性向	婦幼天地編譯組	180元
⑫培養幼兒創造力的玩具與遊戲	婦幼天地編譯組	180元
⑬幼兒的症狀與疾病	婦幼天地編譯組	180元
⑭腿部苗條健美法	婦幼天地編譯組	180元
⑮女性腰痛別忽視	婦幼天地編譯組	150元
⑯舒展身心體操術	李玉瓊編譯	130元
⑰三分鐘臉部體操	趙薇妮著	160元
⑱生動的笑容表情術	趙薇妮著	160元
⑲心曠神怡減肥法	川津祐介著	130元
⑳內衣使妳更美麗	陳玄茹譯	130元
㉑瑜伽美姿美容	黃靜香編著	150元
㉒高雅女性裝扮學	陳珮玲譯	180元
㉓蠶糞肌膚美顏法	坂梨秀子著	160元
㉔認識妳的身體	李玉瓊譯	160元
㉕產後恢復苗條體態	居理安・芙萊喬著	200元
㉖正確護髮美容法	山崎伊久江著	180元
㉗安琪拉美姿養生學	安琪拉蘭斯博瑞著	180元
㉘女體性醫學剖析	增田豐著	220元
㉙懷孕與生產剖析	岡部綾子著	180元
㉚斷奶後的健康育兒	東城百合子著	220元
㉛引出孩子幹勁的責罵藝術	多湖輝著	170元

㉜培養孩子獨立的藝術	多湖輝著	170元
㉝子宮肌瘤與卵巢囊腫	陳秀琳編著	180元
㉞下半身減肥法	納他夏・史達賓著	180元
㉟女性自然美容法	吳雅菁編著	180元
㊱再也不發胖	池園悅太郎著	170元
㊲生男生女控制術	中垣勝裕著	220元
㊳使妳的肌膚更亮麗	楊　皓編著	170元
㊴臉部輪廓變美	芝崎義夫著	180元
㊵斑點、皺紋自己治療	高須克彌著	180元
㊶面皰自己治療	伊藤雄康著	180元
㊷隨心所欲瘦身冥想法	原久子著	180元
㊸胎兒革命	鈴木丈織著	元

・青 春 天 地・電腦編號 17

①A血型與星座	柯素娥編譯	120元
②B血型與星座	柯素娥編譯	120元
③O血型與星座	柯素娥編譯	120元
④AB血型與星座	柯素娥編譯	120元
⑤青春期性教室	呂貴嵐編譯	130元
⑥事半功倍讀書法	王毅希編譯	150元
⑦難解數學破題	宋釗宜編譯	130元
⑧速算解題技巧	宋釗宜編譯	130元
⑨小論文寫作秘訣	林顯茂編譯	120元
⑪中學生野外遊戲	熊谷康編著	120元
⑫恐怖極短篇	柯素娥編譯	130元
⑬恐怖夜話	小毛驢編譯	130元
⑭恐怖幽默短篇	小毛驢編譯	120元
⑮黑色幽默短篇	小毛驢編譯	120元
⑯靈異怪談	小毛驢編譯	130元
⑰錯覺遊戲	小毛驢編譯	130元
⑱整人遊戲	小毛驢編著	150元
⑲有趣的超常識	柯素娥編譯	130元
⑳哦！原來如此	林慶旺編譯	130元
㉑趣味競賽100種	劉名揚編譯	120元
㉒數學謎題入門	宋釗宜編譯	150元
㉓數學謎題解析	宋釗宜編譯	150元
㉔透視男女心理	林慶旺編譯	120元
㉕少女情懷的自白	李桂蘭編譯	120元
㉖由兄弟姊妹看命運	李玉瓊編譯	130元
㉗趣味的科學魔術	林慶旺編譯	150元

㉘趣味的心理實驗室	李燕玲編譯	150元
㉙愛與性心理測驗	小毛驢編譯	130元
㉚刑案推理解謎	小毛驢編譯	130元
㉛偵探常識推理	小毛驢編譯	130元
㉜偵探常識解謎	小毛驢編譯	130元
㉝偵探推理遊戲	小毛驢編譯	130元
㉞趣味的超魔術	廖玉山編著	150元
㉟趣味的珍奇發明	柯素娥編著	150元
㊱登山用具與技巧	陳瑞菊編著	150元

•健 康 天 地• 電腦編號 18

①壓力的預防與治療	柯素娥編譯	130元
②超科學氣的魔力	柯素娥編譯	130元
③尿療法治病的神奇	中尾良一著	130元
④鐵證如山的尿療法奇蹟	廖玉山譯	120元
⑤一日斷食健康法	葉慈容編譯	150元
⑥胃部強健法	陳炳崑譯	120元
⑦癌症早期檢查法	廖松濤譯	160元
⑧老人痴呆症防止法	柯素娥編譯	130元
⑨松葉汁健康飲料	陳麗芬編譯	130元
⑩揉肚臍健康法	永井秋夫著	150元
⑪過勞死、猝死的預防	卓秀貞編譯	130元
⑫高血壓治療與飲食	藤山順豐著	150元
⑬老人看護指南	柯素娥編譯	150元
⑭美容外科淺談	楊啟宏著	150元
⑮美容外科新境界	楊啟宏著	150元
⑯鹽是天然的醫生	西英司郎著	140元
⑰年輕十歲不是夢	梁瑞麟譯	200元
⑱茶料理治百病	桑野和民著	180元
⑲綠茶治病寶典	桑野和民著	150元
⑳杜仲茶養顏減肥法	西田博著	150元
㉑蜂膠驚人療效	瀨長良三郎著	150元
㉒蜂膠治百病	瀨長良三郎著	180元
㉓醫藥與生活	鄭炳全著	180元
㉔鈣長生寶典	落合敏著	180元
㉕大蒜長生寶典	木下繁太郎著	160元
㉖居家自我健康檢查	石川恭三著	160元
㉗永恒的健康人生	李秀鈴譯	200元
㉘大豆卵磷脂長生寶典	劉雪卿譯	150元
㉙芳香療法	梁艾琳譯	160元

㉚醋長生寶典	柯素娥譯	180元
㉛從星座透視健康	席拉・吉蒂斯著	180元
㉜愉悅自在保健學	野本二士夫著	160元
㉝裸睡健康法	丸山淳士等著	160元
㉞糖尿病預防與治療	藤田順豐著	180元
㉟維他命長生寶典	菅原明子著	180元
㊱維他命C新效果	鐘文訓編	150元
㊲手、腳病理按摩	堤芳朗著	160元
㊳AIDS瞭解與預防	彼得塔歇爾著	180元
㊴甲殼質殼聚糖健康法	沈永嘉譯	160元
㊵神經痛預防與治療	木下眞男著	160元
㊶室內身體鍛鍊法	陳炳崑編著	160元
㊷吃出健康藥膳	劉大器編著	180元
㊸自我指壓術	蘇燕謀編著	160元
㊹紅蘿蔔汁斷食療法	李玉瓊編著	150元
㊺洗心術健康秘法	竺翠萍編譯	170元
㊻枇杷葉健康療法	柯素娥編譯	180元
㊼抗衰血癒	楊啟宏著	180元
㊽與癌搏鬥記	逸見政孝著	180元
㊾冬蟲夏草長生寶典	高橋義博著	170元
㊿痔瘡・大腸疾病先端療法	宮島伸宜著	180元
51膠布治癒頑固慢性病	加瀨建造著	180元
52芝麻神奇健康法	小林貞作著	170元
53香煙能防止癡呆？	高田明和著	180元
54穀菜食治癌療法	佐藤成志著	180元
55貼藥健康法	松原英多著	180元
56克服癌症調和道呼吸法	帶津良一著	180元
57Ｂ型肝炎預防與治療	野村喜重郎著	180元
58青春永駐養生導引術	早島正雄著	180元
59改變呼吸法創造健康	原久子著	180元
60荷爾蒙平衡養生秘訣	出村博著	180元
61水美肌健康法	井戶勝富著	170元
62認識食物掌握健康	廖梅珠編著	170元
63痛風劇痛消除法	鈴木吉彥著	180元
64酸莖菌驚人療效	上田明彥著	180元
65大豆卵磷脂治現代病	神津健一著	200元
66時辰療法——危險時刻凌晨４時	呂建強等著	180元
67自然治癒力提升法	帶津良一著	180元
68巧妙的氣保健法	藤平墨子著	180元
69治癒Ｃ型肝炎	熊田博光著	180元
70肝臟病預防與治療	劉名揚編著	180元

⑪腰痛平衡療法	荒井政信著	180元
⑫根治多汗症、狐臭	稻葉益巳著	220元
⑬40歲以後的骨質疏鬆症	沈永嘉譯	180元
⑭認識中藥	松下一成著	180元
⑮氣的科學	佐佐木茂美著	180元

•實用女性學講座•電腦編號 19

①解讀女性內心世界	島田一男著	150元
②塑造成熟的女性	島田一男著	150元
③女性整體裝扮學	黃靜香編著	180元
④女性應對禮儀	黃靜香編著	180元
⑤女性婚前必修	小野十傳著	200元
⑥徹底瞭解女人	田口二州著	180元
⑦拆穿女性謊言88招	島田一男著	200元

•校 園 系 列•電腦編號 20

①讀書集中術	多湖輝著	150元
②應考的訣竅	多湖輝著	150元
③輕鬆讀書贏得聯考	多湖輝著	150元
④讀書記憶秘訣	多湖輝著	150元
⑤視力恢復！超速讀術	江錦雲譯	180元
⑥讀書36計	黃柏松編著	180元
⑦驚人的速讀術	鐘文訓編著	170元
⑧學生課業輔導良方	多湖輝著	180元
⑨超速讀超記憶法	廖松濤編著	180元
⑩速算解題技巧	宋釗宜編著	200元

•實用心理學講座•電腦編號 21

①拆穿欺騙伎倆	多湖輝著	140元
②創造好構想	多湖輝著	140元
③面對面心理術	多湖輝著	160元
④偽裝心理術	多湖輝著	140元
⑤透視人性弱點	多湖輝著	140元
⑥自我表現術	多湖輝著	180元
⑦不可思議的人性心理	多湖輝著	150元
⑧催眠術入門	多湖輝著	150元
⑨責罵部屬的藝術	多湖輝著	150元
⑩精神力	多湖輝著	150元

國家圖書館出版品預行編目資料

腰痛平衡療法／荒井政信著；陳蒼杰譯
—初版—臺北市，大展，民86
面；　公分—（健康天地；71）
譯自：腰痛3日で治るバランス療法
ISBN 957-557-701-9（平裝）
1. 腰——疾病

415.93　　86003696

YOUTSUU MIKKA DE NAORU BARANSU RYOUHOU
by Masanobu Arai
illustrations by Satsuo Fukugasako
Photos by Shouichirou Tsutsumi, Modeled by Rie Anchi

First published in Japan in 1994 by Jitsugyo no Nihon Sha, Ltd.
Chinese translation rights arranged with Jitsugyo no Nihon Sha, Ltd.
through Japan Foreign-Rights Centre/ Hongzu Enterprise Co., Ltd.

版權仲介：宏儒企業有限公司

ISBN 957-557-701-9

腰痛平衡療法

原 著 者／荒井政信
編 譯 者／陳 蒼 杰
發 行 人／蔡 森 明
出 版 者／大展出版社有限公司
社　　址／台北市北投區（石牌）致遠一路二段12巷1號
電　　話／(02) 8236031・8236033
傳　　眞／(02) 8272069
郵政劃撥／0166955－1
登 記 證／局版臺業字第2171號
承 印 者／國順圖書印刷公司
裝　　訂／嵥興裝訂有限公司
排 版 者／千兵企業有限公司
電　　話／(02) 8812643
初版1刷／1997年（民86年） 5月

定　　價／180元

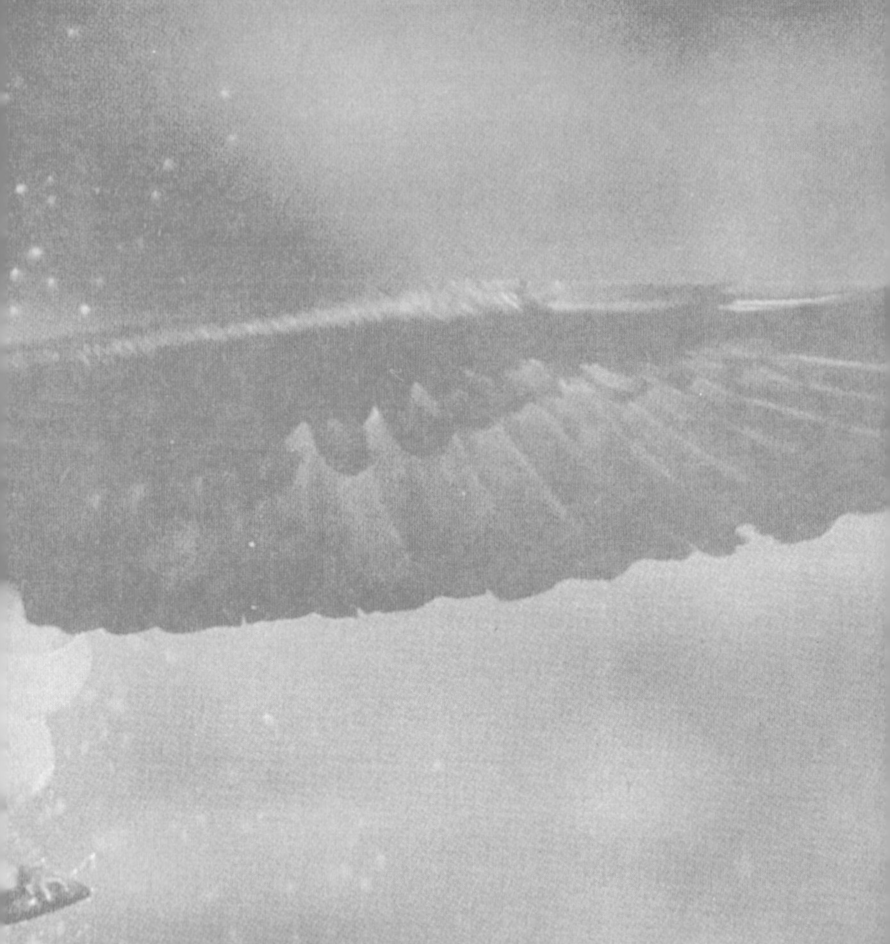

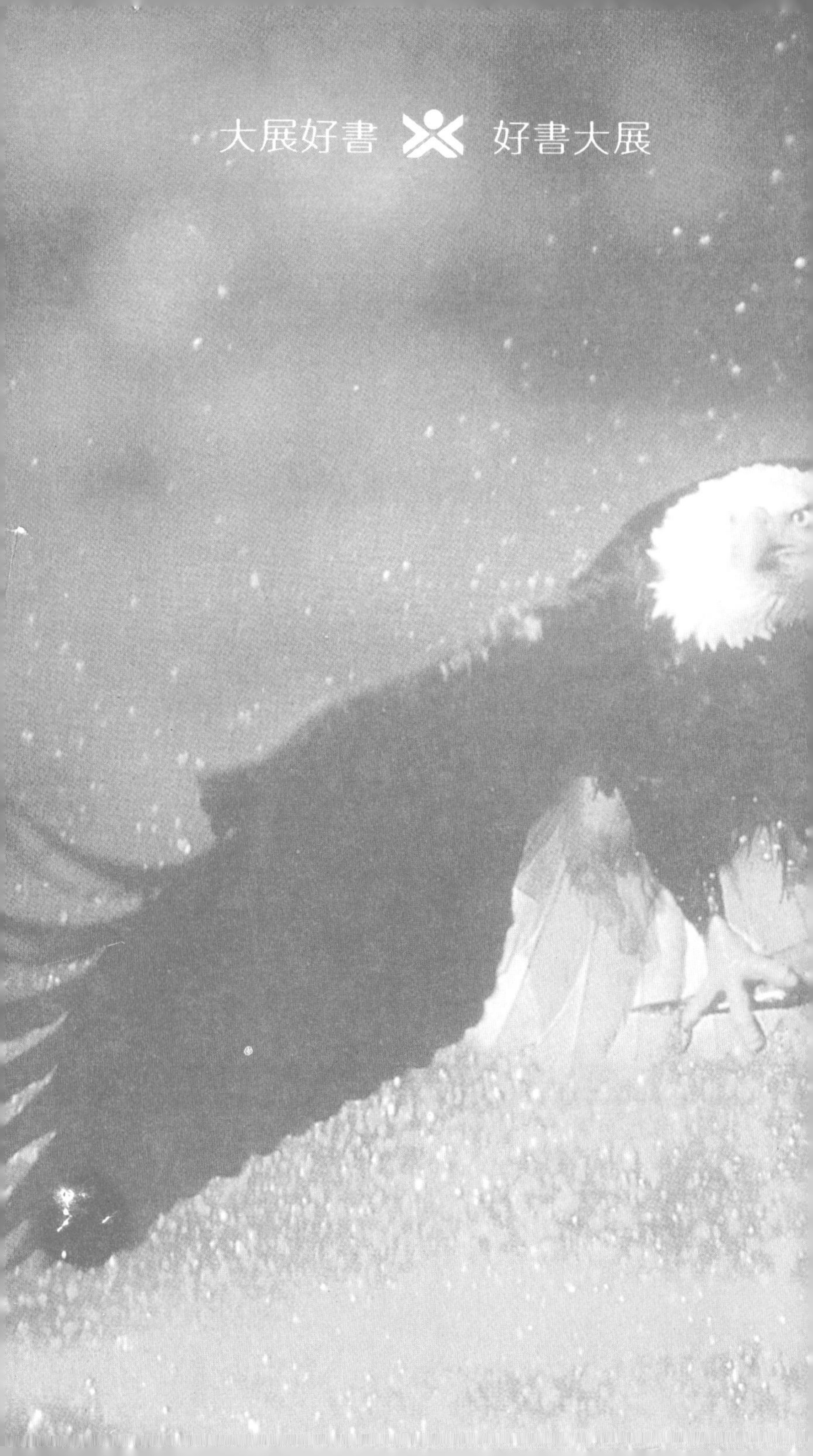
大展好書 好書大展